ちくま文庫

わたしが輝くオージャスの秘密

黄金の生命エネルギーできれいになる元気になる

服部みれい 著
蓮村誠 監修

筑摩書房

もくじ

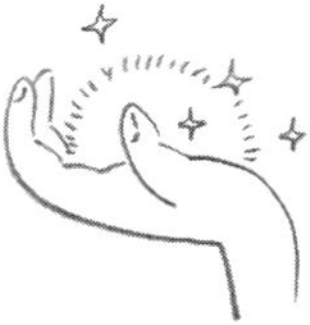

文庫版まえがき　わたしが輝くオージャスの秘密

あなたの周りにいる、輝いている人はどんな人ですか？

輝き方はさまざまかもしれませんが、誰が見ても〝輝いている人〟は、きっと幸福そうに見えるはずです。それから顔色がよくて、はつらつと自分の仕事や遊びを楽しんでいて、周りには自然と人が集まり、誰とでもうまくいき、そして、その人といるといつの間にか自分まで元気になってしまいます。

あなたはきっと、そんな輝いている人を見て、羨ましいと思い、わたしもあの人のように輝きたい、と思ったことがあるでしょう。そして、雑誌で紹介されている美容法や健康法を試したり、カルチャースクールやヨガの教室に通って自分磨きに精を出しているかもしれません。その甲斐あって、あなたはいぜんよりも元気になり、輝けるようになりました。でも、もっともっと輝きたい、そしてもっともっと幸せになりたい、そんな風に思っているかもしれません。

人が幸福になりたい、と思うのはとても自然なことです。

なぜなら、それが人生の唯一の目的だからです。

人は誰でも、幸せになるために生まれ、その幸せを大きくしていくために生きています。はっきりいって、それ以外の目的はありません。

だから、あなたが輝いて、幸せになって、それを大きくして、みんなも幸せにしたいと思うのはとてもいいことですし、自然なことなのです。


ほんとうに輝いている人は、じつはみんな、ひとつの同じ〝ヒミツ〟をもっています。

そのヒミツがその人を内側から輝かせ、顔色を明るくし、優しくて落ちついた雰囲気を作り、人と仲良くしながら幸福を大きくしていっているのです。

そのヒミツには、〝つなぐ〟というはたらきがあります。

つなぐというのは、いくつもの異なるものが、互いに衝突せずに、仲良く一緒にいるようにする、ということです。

たとえば、あなたの心の中には、嬉しい気持ちや悲しい気持ち、やる気や緊張感、そして腹立たしさやいらいらなどのいろいろな感情がありますが、それらは一つの心としてまとまっていて、バラバラではありません。また、からだには脳や心臓などの臓器や、血液やホルモンや酵素などの働きがあって、これらがちゃんと一つのからだとしてまとまりながら働いています。

このように、すべての人は、心やからだが一つにまとまっているから健康でいられます。しかし、ときどき自分の感情と考えが整理できずに、バラバラになってしまうことや、自律神経やホルモンのバランスが崩れて具合がわるくなってしまうことがあります。

つまり、基本的には心やからだは一つにまとまっているけれど、ときどきそれがバラバラになってしまうのは、じつは、その人がもっている〝ヒミツ〟が減ってしまい、ちゃんとつながらなくなってしまうからなのです。

こうした考え方は、アーユルヴェーダというインドの伝承医学にもとづいています。アーユルヴェーダは、私たちが普段お世話になっている現代西洋医学のように、ただ病気を治すための医学ではなくて、人が健康で、幸福になるための医学であり、「生命の科学」といわれています。

そのアーユルヴェーダでは、すべての人は〝ヒミツ〟をもっていて、それは〝オージャス〟と呼ばれ、その人の生命のすべてを輝かせるものだと教えています。

オージャスは、生命エネルギーあるいは生命の生き生きとした質などと訳されます。

黄金色に輝く、非常に小さな物質で、心とからだにエネルギーや活力をあたえます。オージャスは、心の中を明るく照らし、心臓を動かし、呼吸を維持し、さまざまな各臓器をつなぎ、はたらきをもたらします。私たちは、オージャスによって生きているのであり、オージャスなしに存在することはできない、といわれています。

そんな大切なものなのに、私たちは、オージャスのことをほとんど知らないで生きています。そして、とても不用意にオージャスの量を減らしてしまい、その結果心が疲れてしまい、からだが弱くなり、そしてなかなか幸福になれずに悲しくなってしまうことがよくあるのです。

オージャスを増やすことは、じつはとても簡単なのです。なぜなら、からだはもともと自分でオージャスをつくることができるからです。オージャスについて正しく理解し、食事や生活を少し工夫するだけで、誰でもちゃんと増やすことができます。

本書をとおして、オージャスのことをぜひ知って下さい。そして、オージャスが大切なのだとわかったら、日々の生活をすこし工夫して、オージャスを増やしてみましょう。

オージャスが増えると、たくさんのサインがあるのですぐにわかります。心が穏やかになり安定します、幸せだなと思う瞬間が増えます、やる気や情熱が出てきます、自分の願望をはっきりともつことができるようになります、直感がよくはたらくようになります、顔色がよくなります、人間関係がスムースになります、願いが叶いやすくなります、などなど。オージャスが多い人は、こうしたサインをすべてもっているのです。


幸福になるために、たくさんの努力は必要ありません。

もし、あなたがつらい努力をし続けていて、それでもなかなか幸せになっていかないなら、それはオージャスが減っているからです。自分の心やからだや人間関係がバラバラで、ちゃんとつながっていないから、いくら頑張ってもうまくいかず、幸せになっていかないのです。

オージャスを増やして、〝輝いたわたし〟になってください。

そして、その輝きを大きくして、たくさんの人に〝ヒミツ〟を放射して、輝かせてください。

それが、ほんらいのあなたの姿です。

2015年1月　蓮村誠

はじめに

もし、すべての女性を輝かせる魔法の物質があるとしたら、それはまさにオージャスのことです。

オージャスは、誰もがはじめからもっていて、そして誰もがそれを増やすことができます。オージャスが増えれば増えるほど女性は美しく、魅力的になっていきます。肌のつややや輝き、表情の明るさ、人を惹きつける魅力、やさしい雰囲気、美しく澄んだ声、調和的な振る舞いなど、これらはすべてオージャスをたくさんもっている人が、ごく自然と身につけている質です。

もし世の中がこんな女性であふれたらどんなにステキなことでしょう。彼女たちは、内なる母性によって、家庭や職場で家族や仲間を育み、豊かな社会をつくっていくでしょう。今の世が、男性を中心としたものになっているという方も多いと思いますが、人であれ、社会であれ、育み作っているのは男性ではなく女性です。

本書を読まれる大半の方が女性で、おそらく年齢は20代から40代の方だと思いますが、ちょうどその年齢の方は、社会や家庭のなかで、一生懸命自分に与えられた役割をこなしながら、自身の願望を満たし、そして幸福を体験して行っているはずです。

しかし、もしかすると、今のあなたは人付き合いに疲れ、仕事に嫌気がさしているかもしれません。あるいは、結婚して家庭をもちたいのに、なかなか相手が見つからずに悩んでいるかもしれません。そして、そんなとき、日々のストレスや苦痛を忘れ、紛らわすために、買い物や過食に走り、つまらない想いをしたり、からだに不調を訴えているかもしれません。

でも、今のあなたがどんな状況であっても大丈夫です。本書で紹介したオージャスを増やすことをひとつでもふたつでもやって、オージャスが増えてくれれば、気がついたときには、自分と自分のまわりが輝いていて、嬉しいことやたのしいことで囲まれ、いきいきと毎日を過ごすことができるようになります。

著者の服部みれいさんは、いま本当に輝いている女性のひとりです。自身の役割を十分に楽しみながら、たくさんの人をしあわせにしていっています。まさにみれいさんからオージャスがあふれて、みんなのオージャスがどんどん増していっているのです。

この本の企画は、たくさんの女性たちに輝いてほしいという、みれいさんの願いから始まりました。そして、できあがったこの本は、マハリシ・アーユルヴェーダという純粋な知識と、本を読んだだけでオージャスが増えてしまうほどのみれいさんの無邪気な想いがたくさんつまっている本なのです。

ズタボロな自分とさようならをしてください。ひとをうらやみ、陰口をいう毎日と一日も早くさようならをしてください。かなしみを引きずる人生とさようならをして、よろこびと輝きに満ち、人を幸福にするような人生を歩みはじめてください。それはとても簡単なことです。そのために、努力や長い時間は不要です。必要なことはただひとつ。オージャスを増やすことだけです。みれいさんが、みんなに一番伝えたいと思っているのはそのことなのです。

蓮村誠

わたしが輝くオージャスの秘密

黄金の生命エネルギーできれいになる元気になる

オージャスのものがたり

はなし　服部みれい
え　平松モモコ

オージャスって
物質なんだよ

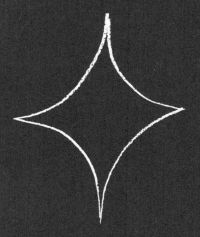

からだのすみずみに
いきわたってるの

インドの伝承医学で
そう伝えられている

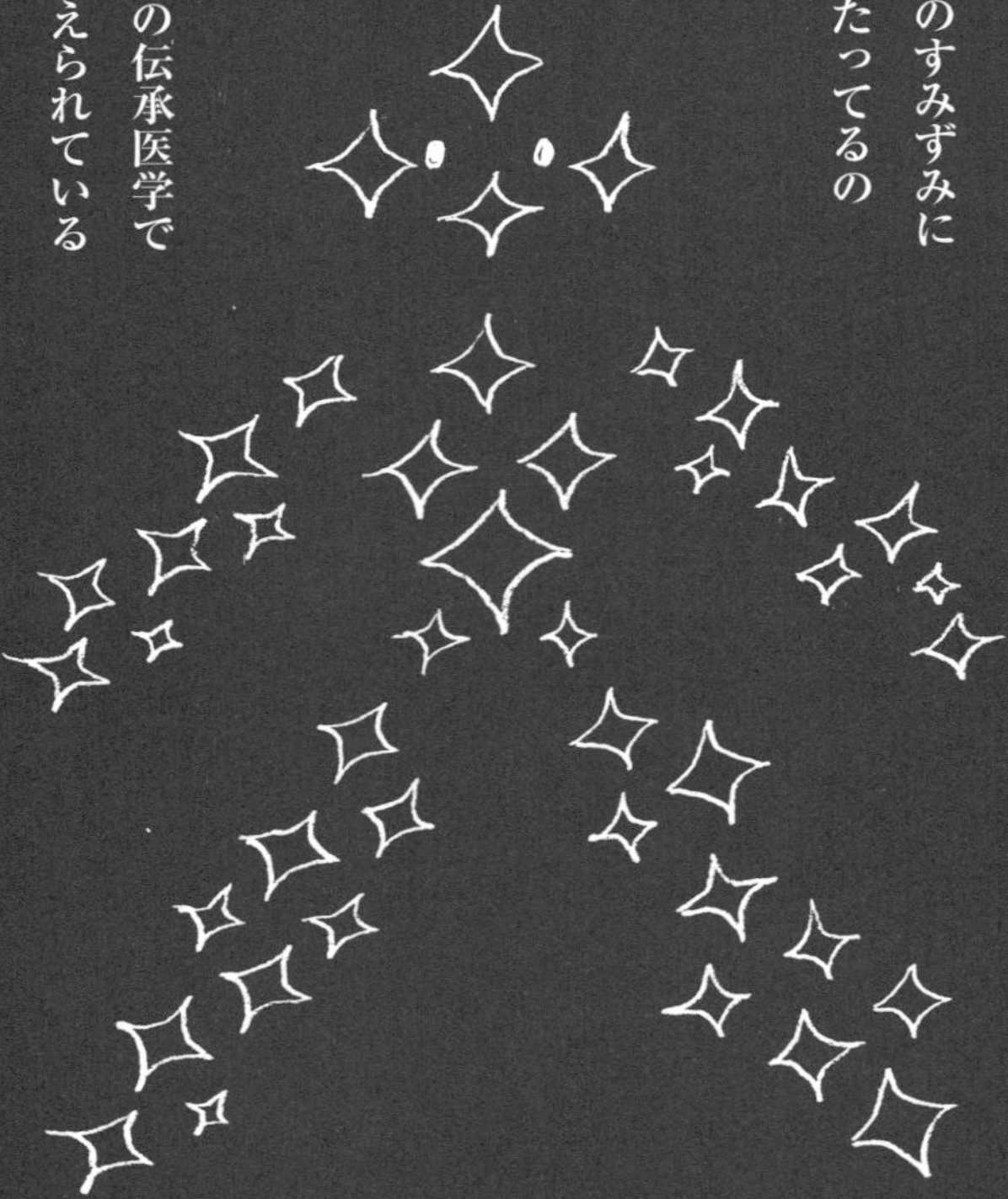

おかあさんの
おなかにいるときに

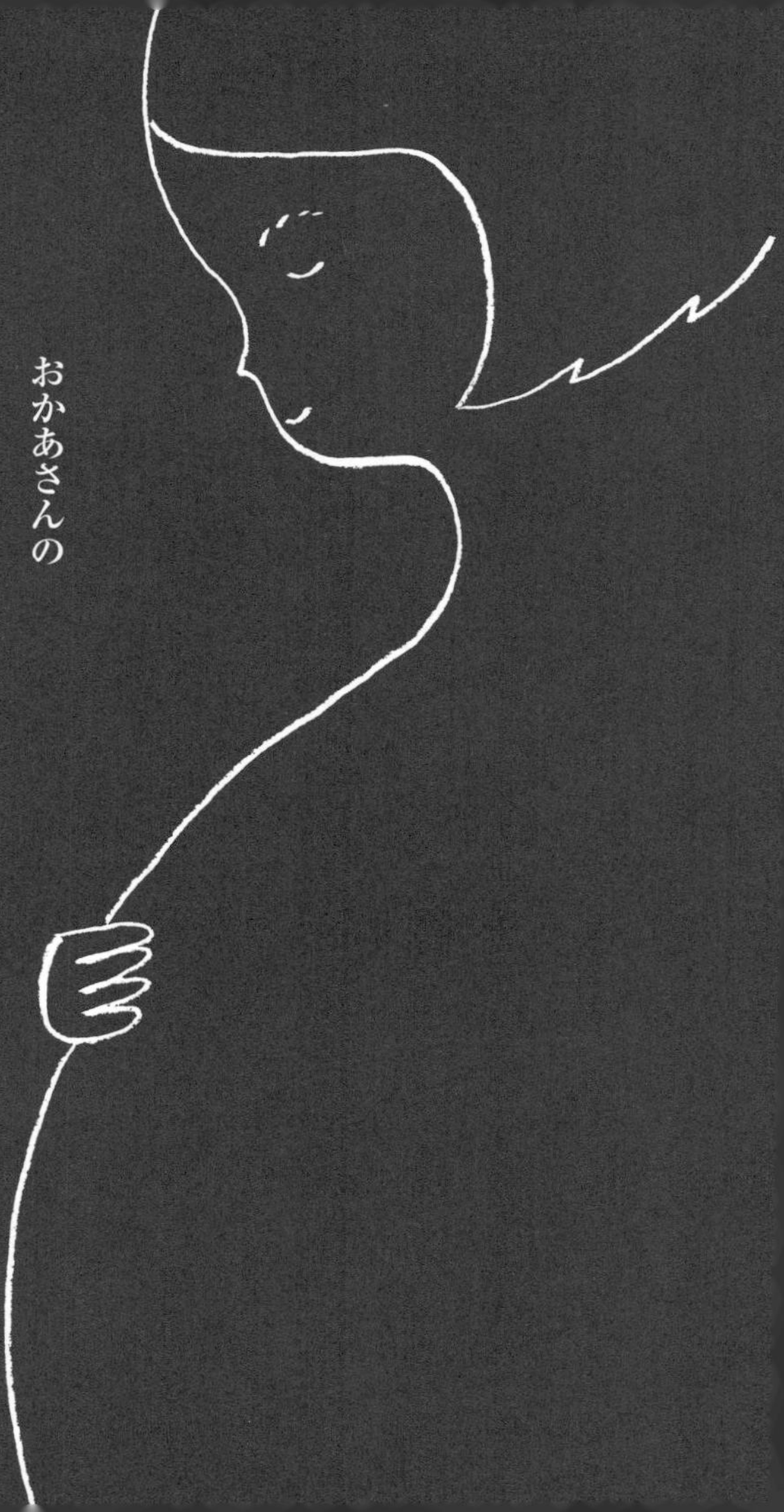

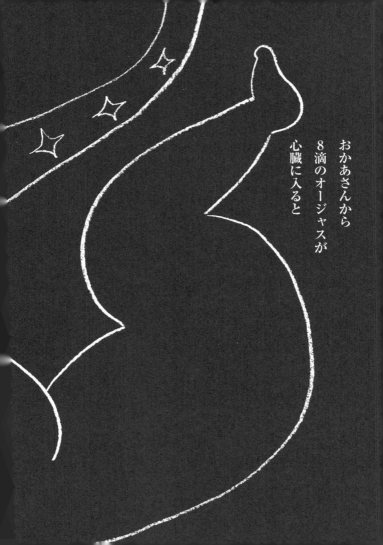

おかあさんから
8滴のオージャスが
心臓に入ると

心臓が
どくんどくんと
うごきだすんですって！

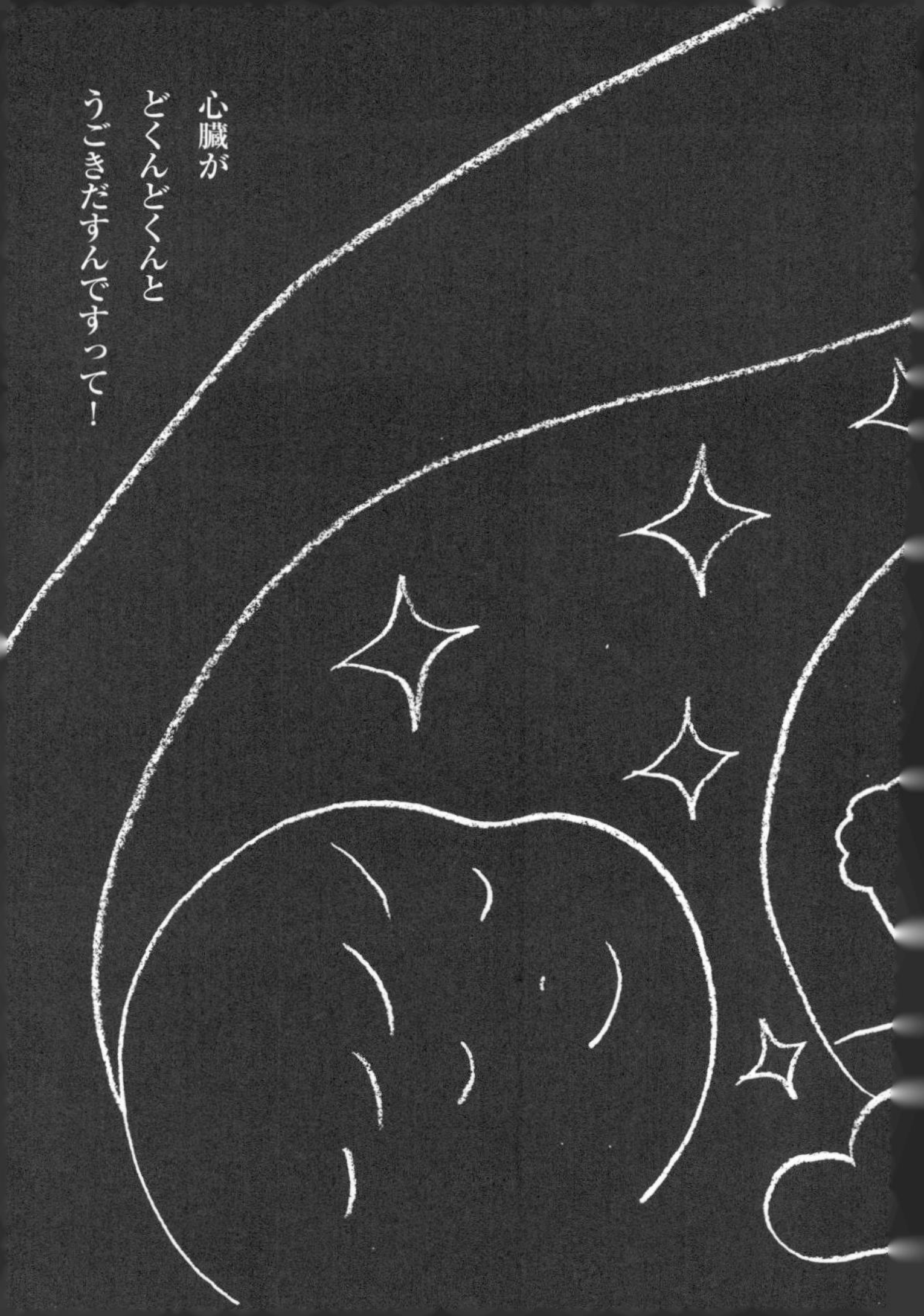

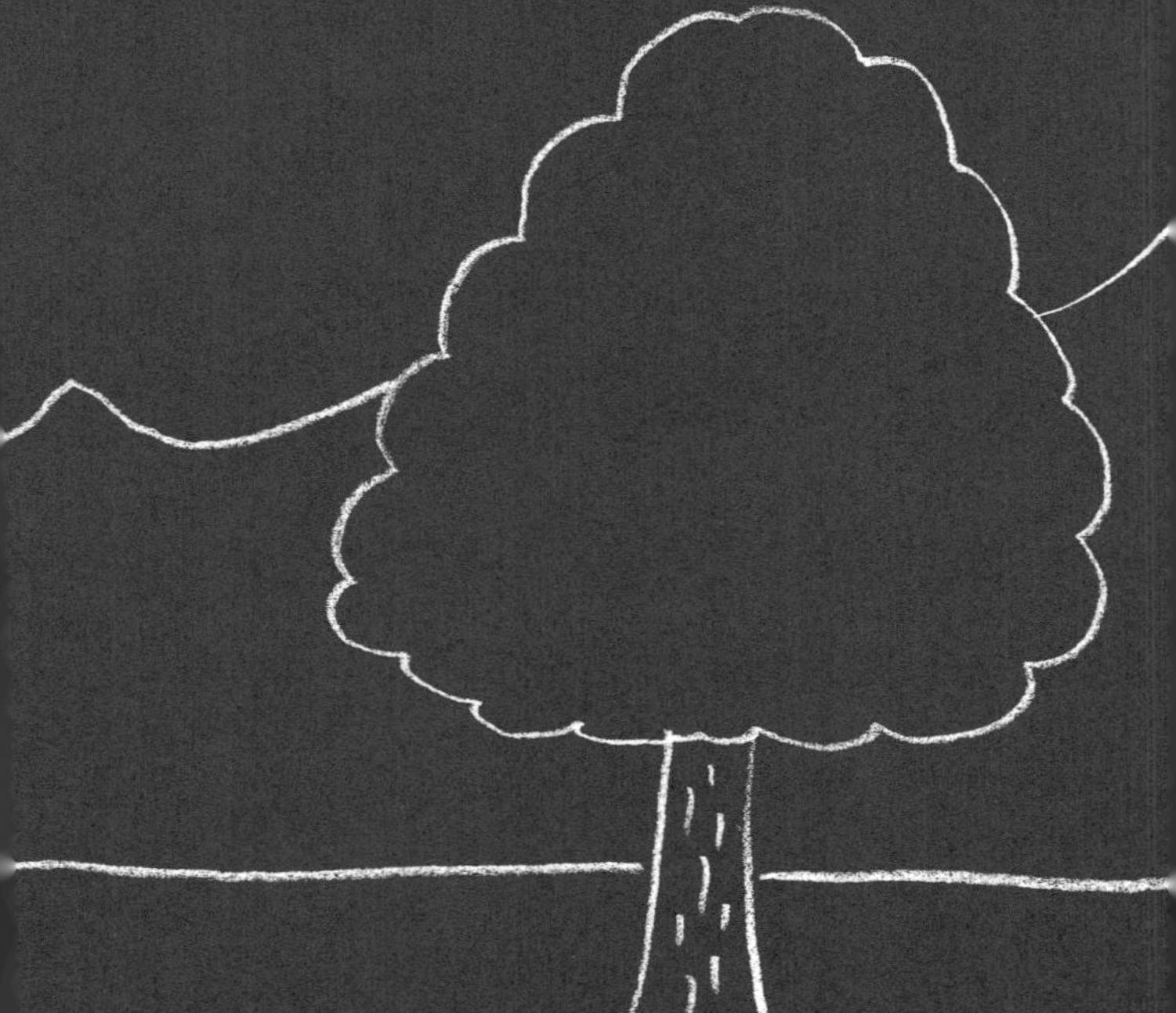

オージャスによって
ひとは生きる

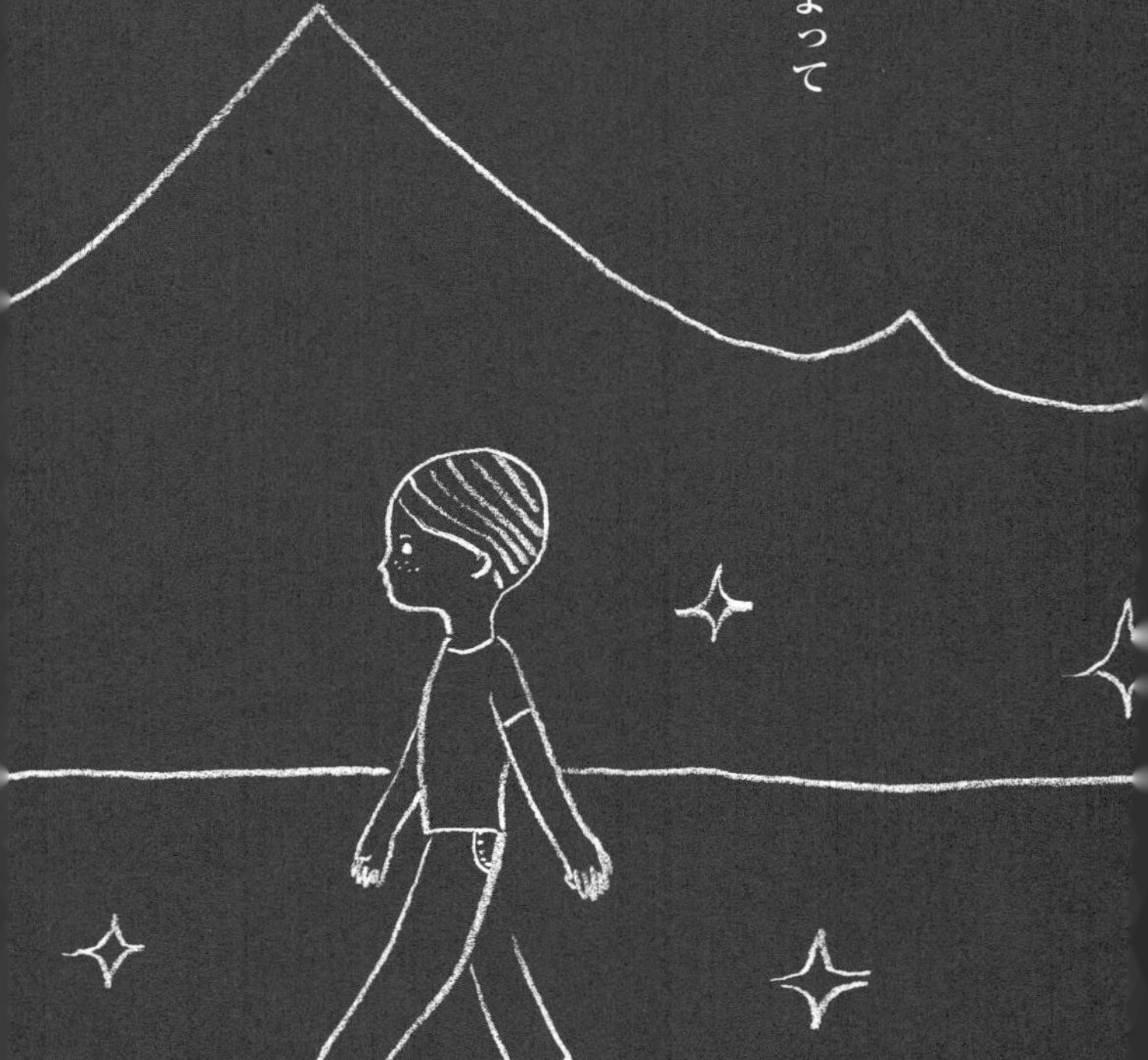

しぬとき
オージャスは
なくなる

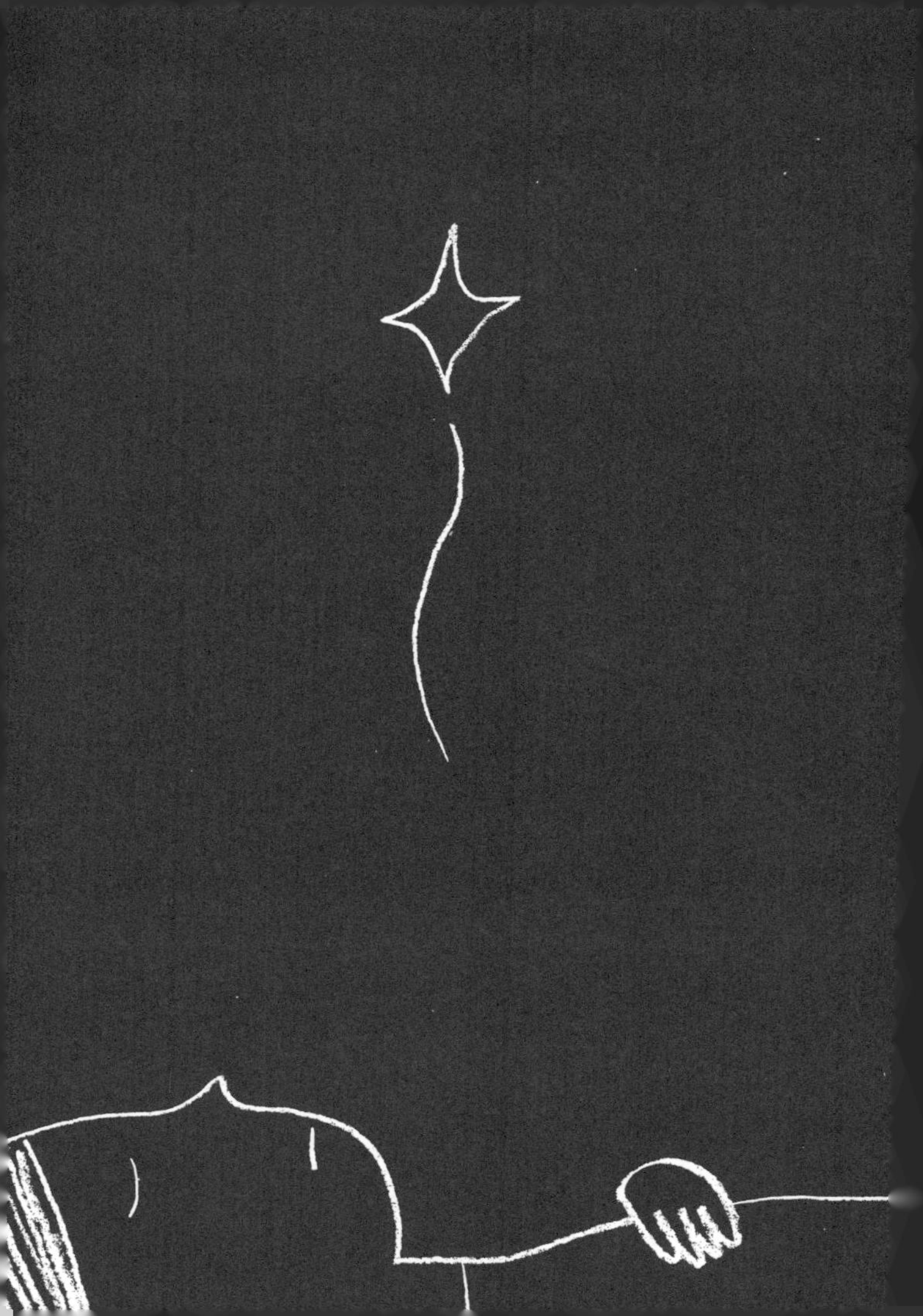

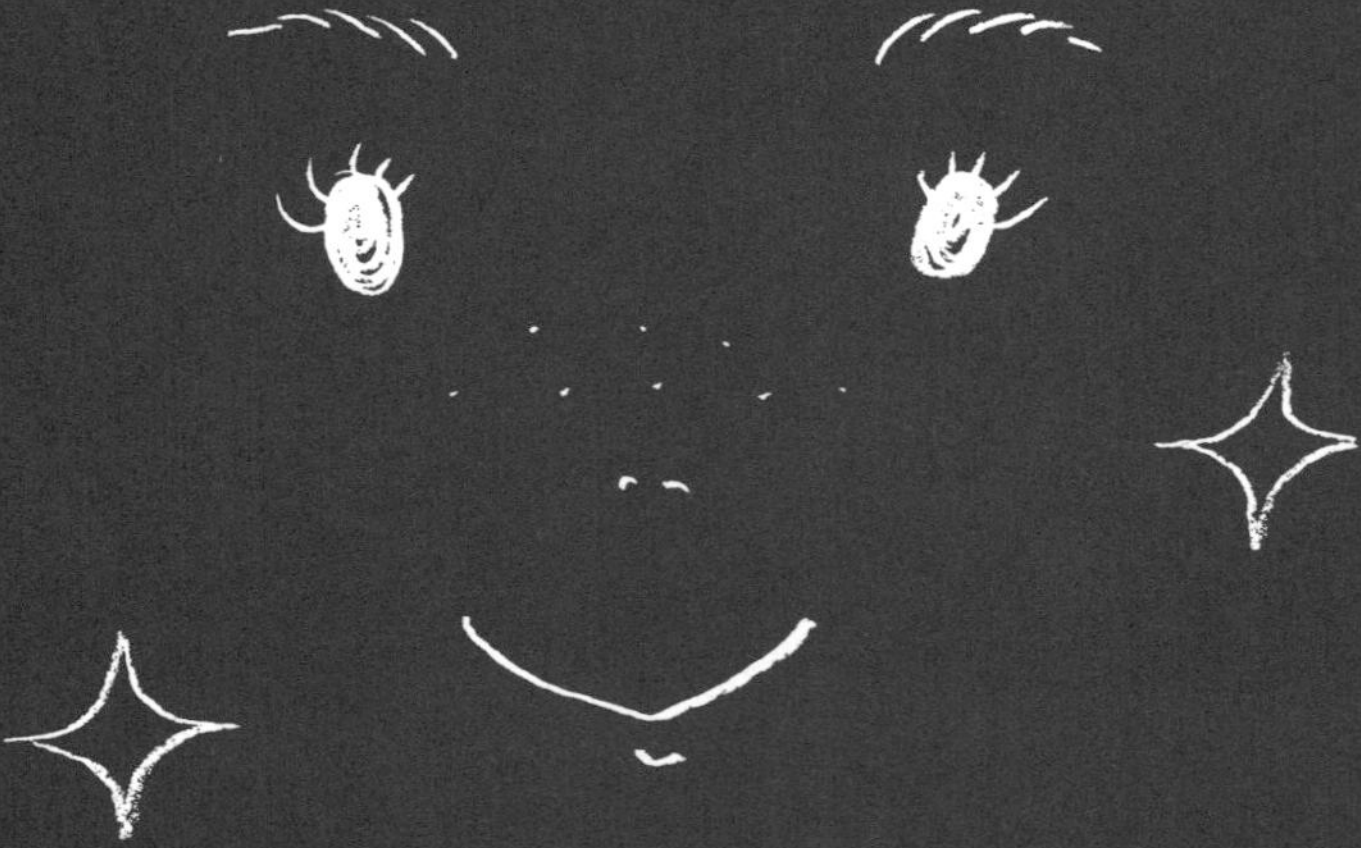

オージャスが
たくさんあると
ひとは元気
肌もつやつやで
わくわくする
こころもからだも
強くなって
自分のことが
好きになる
みんなも
わたしが好きになる

オージャスがないと
ひとは元気がなくなる

なんだか
うまくいかないことばかり

自分のことが
なんだかきらい

みんなも
しだいに遠ざかる

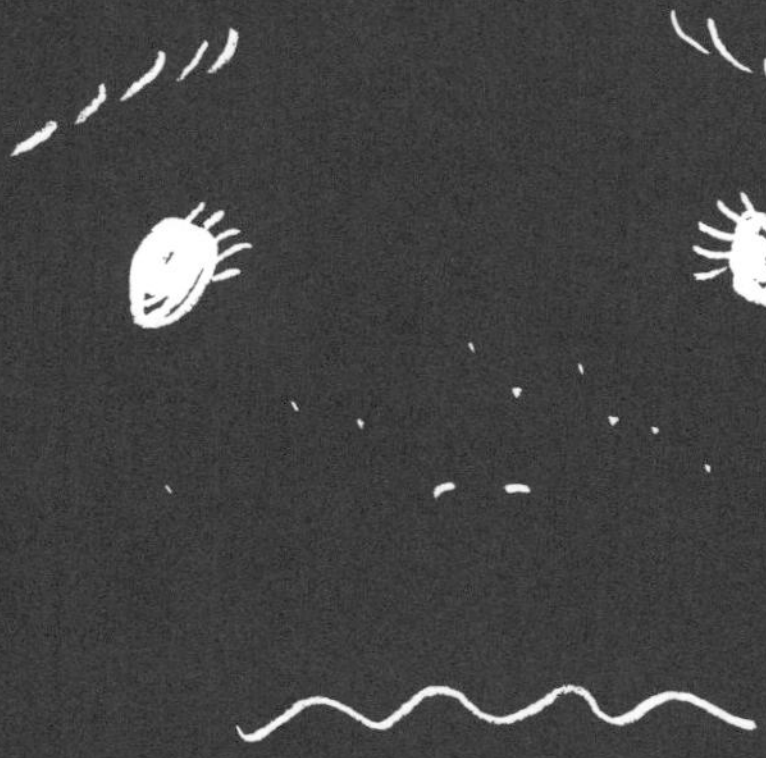

オージャスは おいしい食べもので 増える

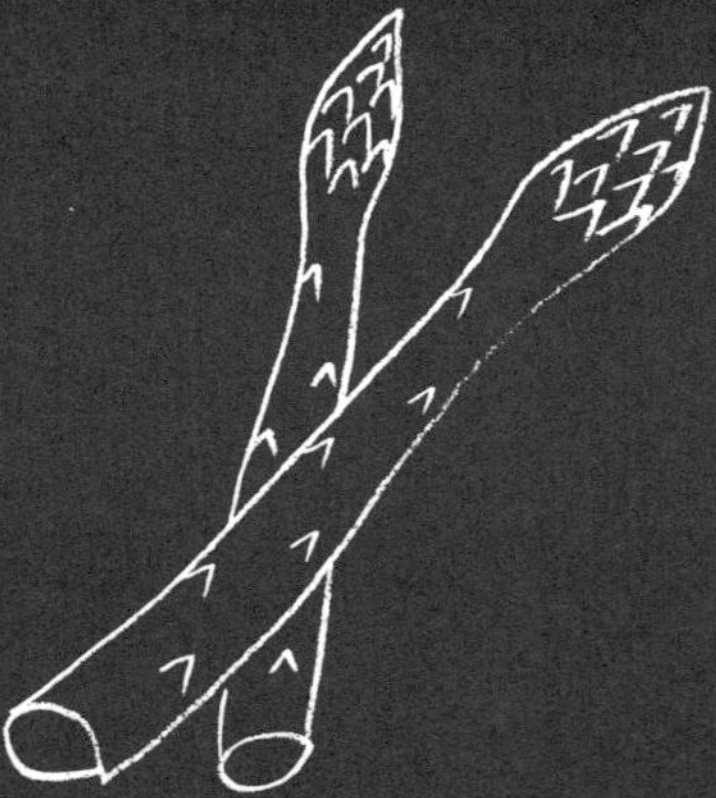

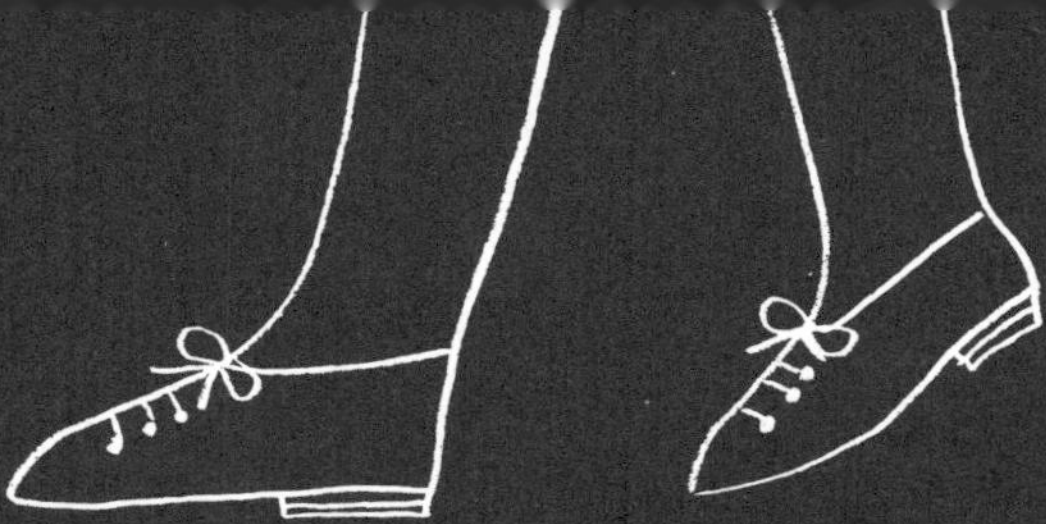

毎日の
いくつかの行いで
増える

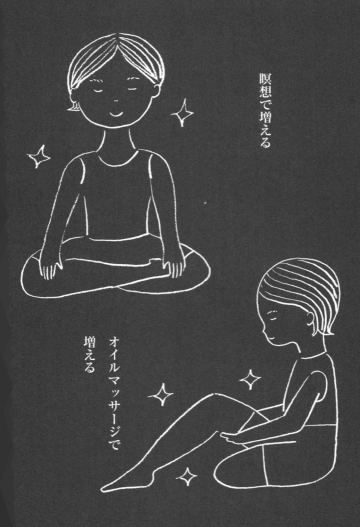

瞑想で増える

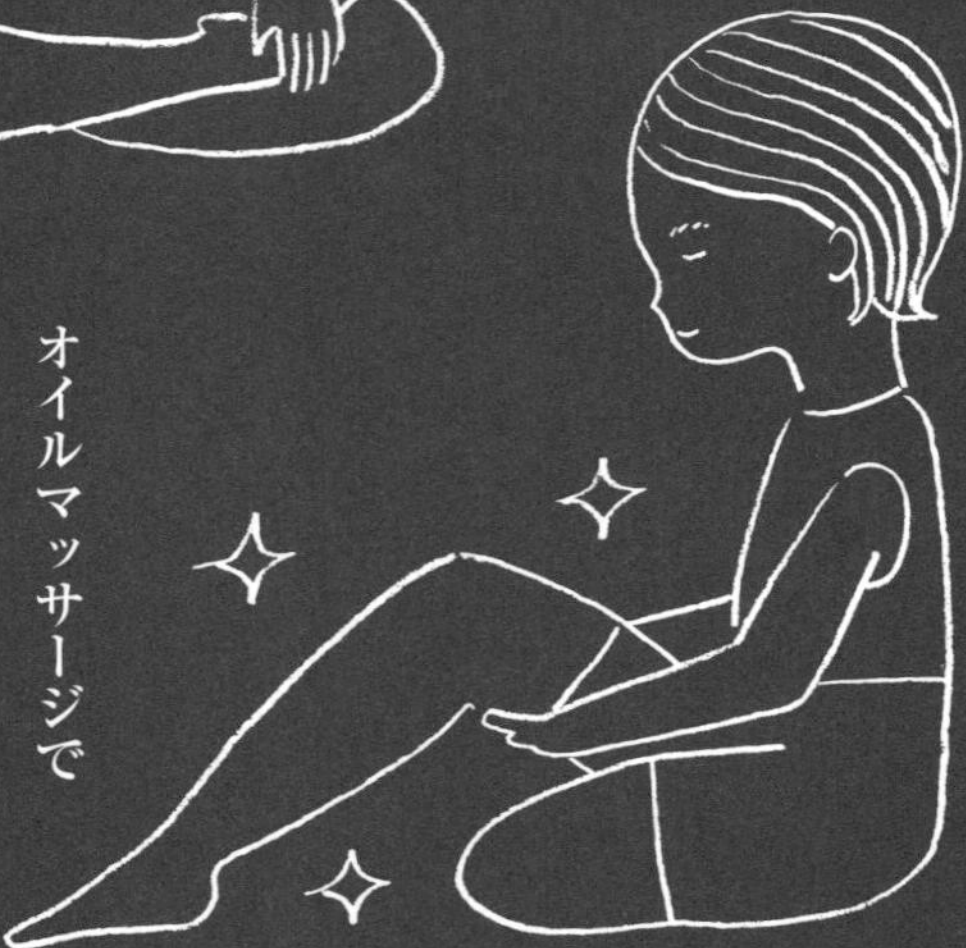

オイルマッサージで増える

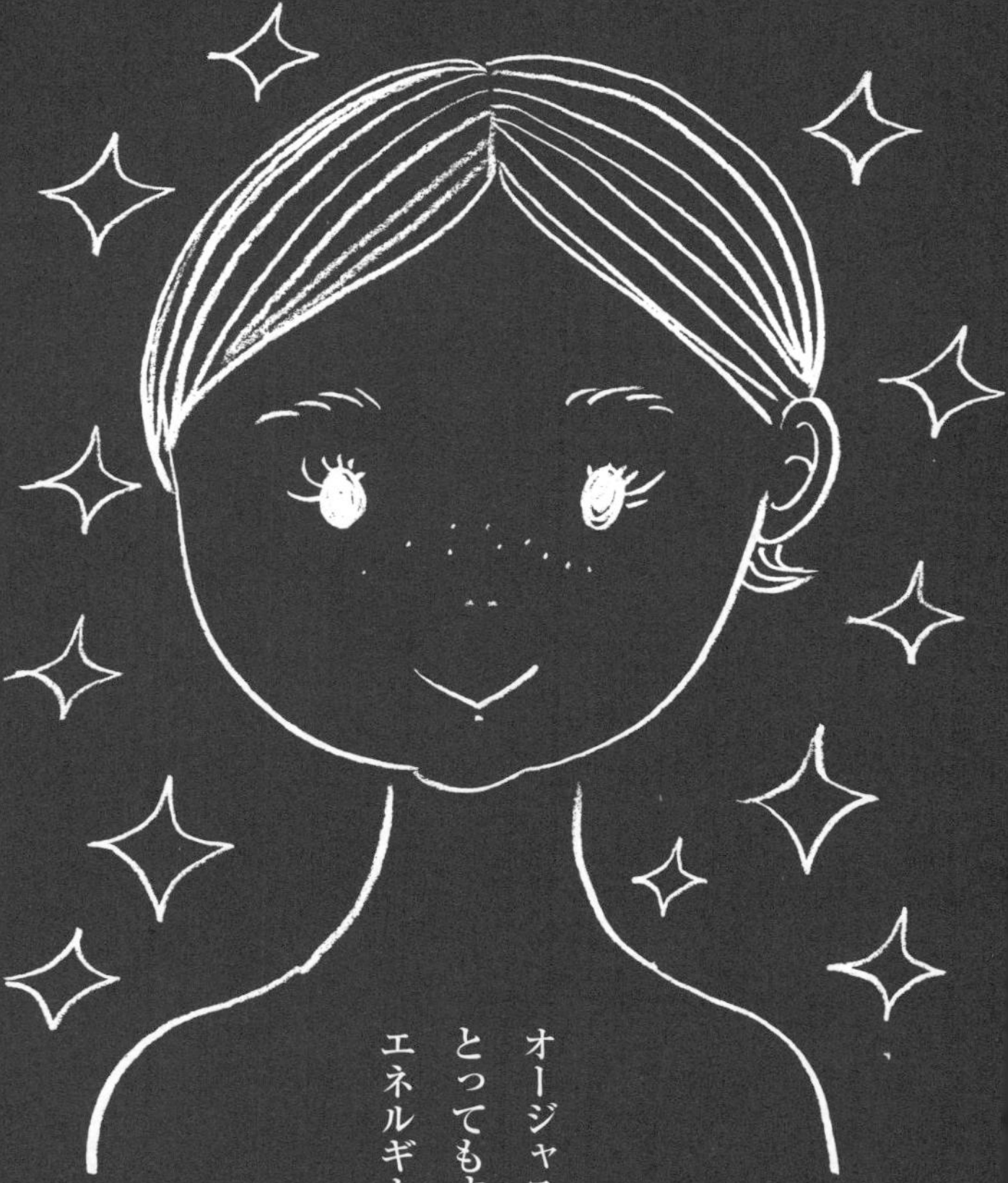

オージャスは
とってもすてきな
エネルギー

自分やまわりが
いきいきとする
とっても大事な
エネルギー

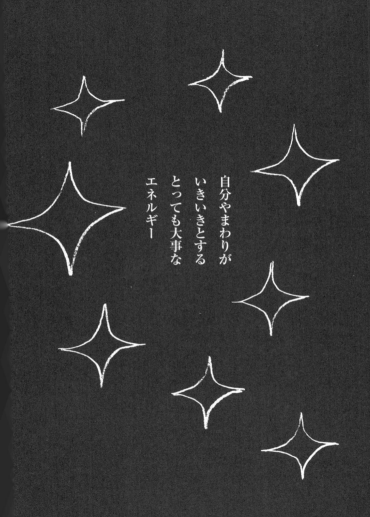

デザイン　相馬章宏（コンコルド・グラフィック）
イラスト　平松モモコ

オージャスをよく知るためのきほん用語

3つの質（ドーシャ）

人間の体質や性格は、ドーシャのバランスによって決まります。この3つのドーシャの特徴を覚えておきましょう。

ヴァータ

特徴／機能、動き、連絡の質。軽く、動く、冷たい、乾燥、澄んでいる、不規則など、「風」から連想できる質。

人／細身でスタミナがない。明るくて快活。前向きで、想像力が豊か。順応性があり理解力があるが、持続性に乏しい。不安、心配になりやすい。行動が素早く、歩くのも速い。

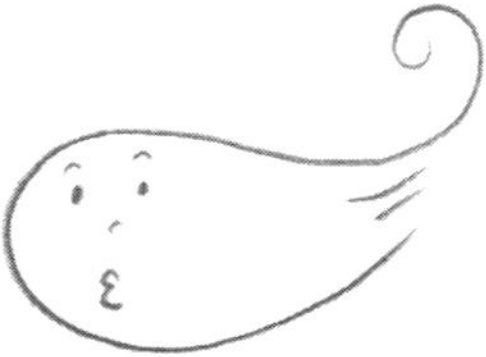

ピッタ

特徴／メカニズム、変換の質。熱い、鋭い、軽い、辛い、流れるなど、「火」から連想できる質。

人／中肉中背。暑さに弱く汗かき。情熱的で知的。勇気があってリーダー気質。短気でやや怒りっぽく、完璧主義。持続力は中程度。正確な行動で律義を守る傾向がある。

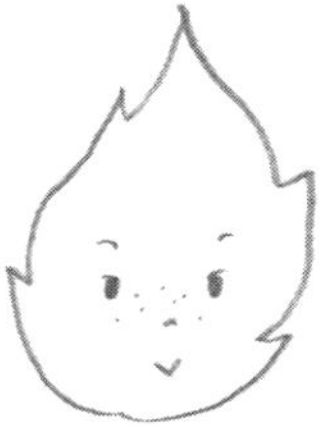

カパ

特徴／構造、カタチ、重さ、硬さの質。重い、やわらかい、冷たい、遅い、湿っているなど、「水」と「土」から連想できる質。

人／体格がよくて太りやすい。体力、持続力がある。こころがおちついていて寛大。温厚で献身的。理解は速くないが深い。ゆっくりした動作で辛抱強い。ものごとに執着し、ため込む傾向がある。

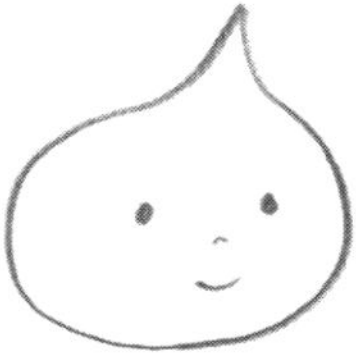

オージャス

病気を防ぐ命の活力素。心身を健康にする生命のエネルギーのこと。日々の食べもの・食事によってつくられる。ドーシャのバランスを整え、こころとからだの機能を調和して活発にし、病気を防ぐための免疫力を高める。オージャスがあると、こころもしっとりと安定し、ゆらがない。またオージャスの多いひとは本来もつ自分のもち味が発揮されているので、とても魅力的。オージャスを増やすには、オージャスの多い食べもの、食べかたをすることが大切。

アーマ

食べたものの未消化物で毒素の一種。粘着性が強く、体内の弱っている部分に蓄積することで、ドーシャのバランスの乱れの原因となり、ひいては、いろいろな病気や老化を引き起こす。このアーマを体外に排出すること、そもそもアーマをつくらないような食事をすることがとても大事。

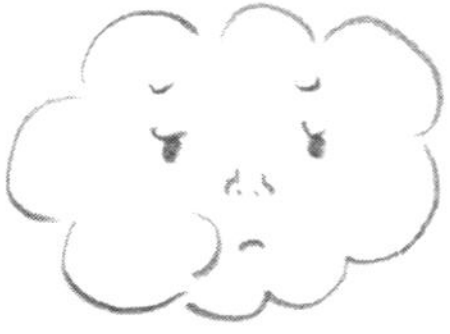

アグニ

消化をになう命の火。消化力のこと。からだには胃腸を中心に13種類のアグニがあり、食べものを消化するだけでなく、血液、筋肉、骨、神経、生殖組織など、からだのあらゆる代謝をつかさどっている。ひとによって消化力の強さはさまざま。各自の消化力をきちんと把握して、それに見合う食事をすることが、もっとも重要。

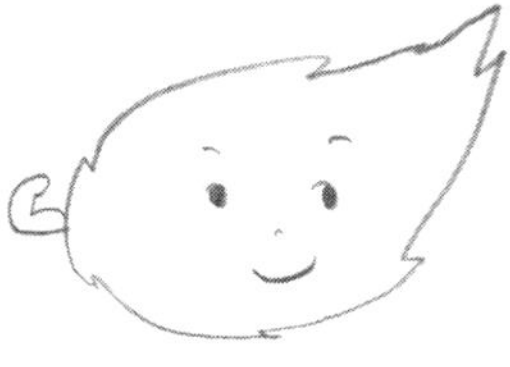

オージャスチェック　～こころとからだのエネルギー量を知る～

生命エネルギーである「オージャス」の量を判断します。
1から10までの質問に対し、あなたにあてはまる状態を、
1から5までの番号からひとつ選んで記入し、最後に集計してください。

【質問1】朝、起きたときの顔色は？

LOW：暗く、やつれている。生気がなく、くすんでおり、眼の下にはくまがある。
HIGH：いきいきとした表情で、明るく、輝いている。

1　常にLOW　2　ほとんどLOW
3　両方ある　4　ほとんどHIGH
5　常にHIGH

【質問2】朝、起きたときの顔の肌質は？

LOW：乾燥し、荒れている。化粧ののりが悪い。
HIGH：艶があり、しっとりしていて、やわらかい。

1　常にLOW　2　ほとんどLOW
3　両方ある　4　ほとんどHIGH
5　常にHIGH

【質問3】何も食べていない状態での口の中は？

LOW：苦い味がして、不快である。飴などの甘いものを舐めていたい。
HIGH：甘い味が広がっており、心地よい。

1　常にLOW　2　ほとんどLOW
3　両方ある　4　ほとんどHIGH
5　常にHIGH

【質問4】声は？

LOW：かすれている。話していると、喉が痛くなりやすい。
HIGH：張りがあり、しっかりとしている。

1　常にLOW　2　ほとんどLOW
3　両方ある　4　ほとんどHIGH
5　常にHIGH

【質問5】日常のこころは？

LOW：漠然とした不安や心配を感じる。恐れをもっている。
HIGH：おだやかで安心している。喜びや幸福感を感じる。

1　常にLOW　2　ほとんどLOW
3　両方ある　4　ほとんどHIGH
5　常にHIGH

【質問6】毎日の食事は？

LOW：食欲もあまりなく、おいしいと感じることはない。満足感はない。
HIGH：食欲があり、おいしいと感じる。満足感がある。

1　常にＬＯＷ　2　ほとんどＬＯＷ
3　両方ある　4　ほとんどＨＩＧＨ
5　常にＨＩＧＨ

【質問7】家族や職場の人が風邪を引いているときは？

ＬＯＷ：自分も風邪を引く。
ＨＩＧＨ：自分だけは風邪を引かない。

1　常にＬＯＷ　2　ほとんどＬＯＷ
3　両方ある　4　ほとんどＨＩＧＨ
5　常にＨＩＧＨ

【質問8】見たり、聴いたりするものは？

ＬＯＷ：何を見ても美しいと感じず、何を聴いても感動することはない。
ＨＩＧＨ：見るもの、聴くものを美しいと感じ、感動する。

1　常にＬＯＷ　2　ほとんどＬＯＷ
3　両方ある　4　ほとんどＨＩＧＨ
5　常にＨＩＧＨ

【質問9】人間関係や日常は？

ＬＯＷ：困難や問題ばかりで苦しい。自分のまわりはよくないひとが多い。
ＨＩＧＨ：調和的で快適である。自分のまわりにはよいひとが多い。

1　常にＬＯＷ　2　ほとんどＬＯＷ
3　両方ある　4　ほとんどＨＩＧＨ
5　常にＨＩＧＨ

【質問10】自分の願望は？

ＬＯＷ：叶うことがない。努力が実らない。
ＨＩＧＨ：とても簡単に叶う。たいした努力もせずに自然に叶う。

1　常にＬＯＷ　2　ほとんどＬＯＷ
3　両方ある　4　ほとんどＨＩＧＨ
5　常にＨＩＧＨ

合計

点

オージャスチェック診断結果

合計点数が50点

オージャスがとても多い状態です。あなたは今、オージャスにあふれ、輝いているはずです。どんなときも明るく元気であり、周囲を幸福にしていることでしょう。

合計点数が40点から49点

オージャスは充分にあります。多くのひとはあなたを元気で明るいひとだと感じているはずです。そして、あなた自身も幸福をたくさん体験しているでしょう。これまで通りに生活を整え、よりオージャスを増やして50点を目指しましょう。

合計点数が25点から39点

オージャスは平均的あるいはやや減少しています。おおむね元気で、幸福ですが、忙しくしたり、大変になるとやはり疲れを感じたり、いらいらしてしまうかもしれません。本書の内容を参考に、食生活を見直してオージャスを増やしましょう。

合計点数が25点未満

オージャスがかなり減少しています。ちょっとしたトラブルや出来事が困難に感じたり、苦しみの原因になってしまうかもしれません。そして、本当なら幸福に感じられるようなことも、感じられなくなっています。本書の内容を参考にオージャスを増やしましょう。もし、何か具体的な症状があれば、一度、医療機関の診療をうけたほうがよいでしょう。

第1章
オージャスがすごいわけ

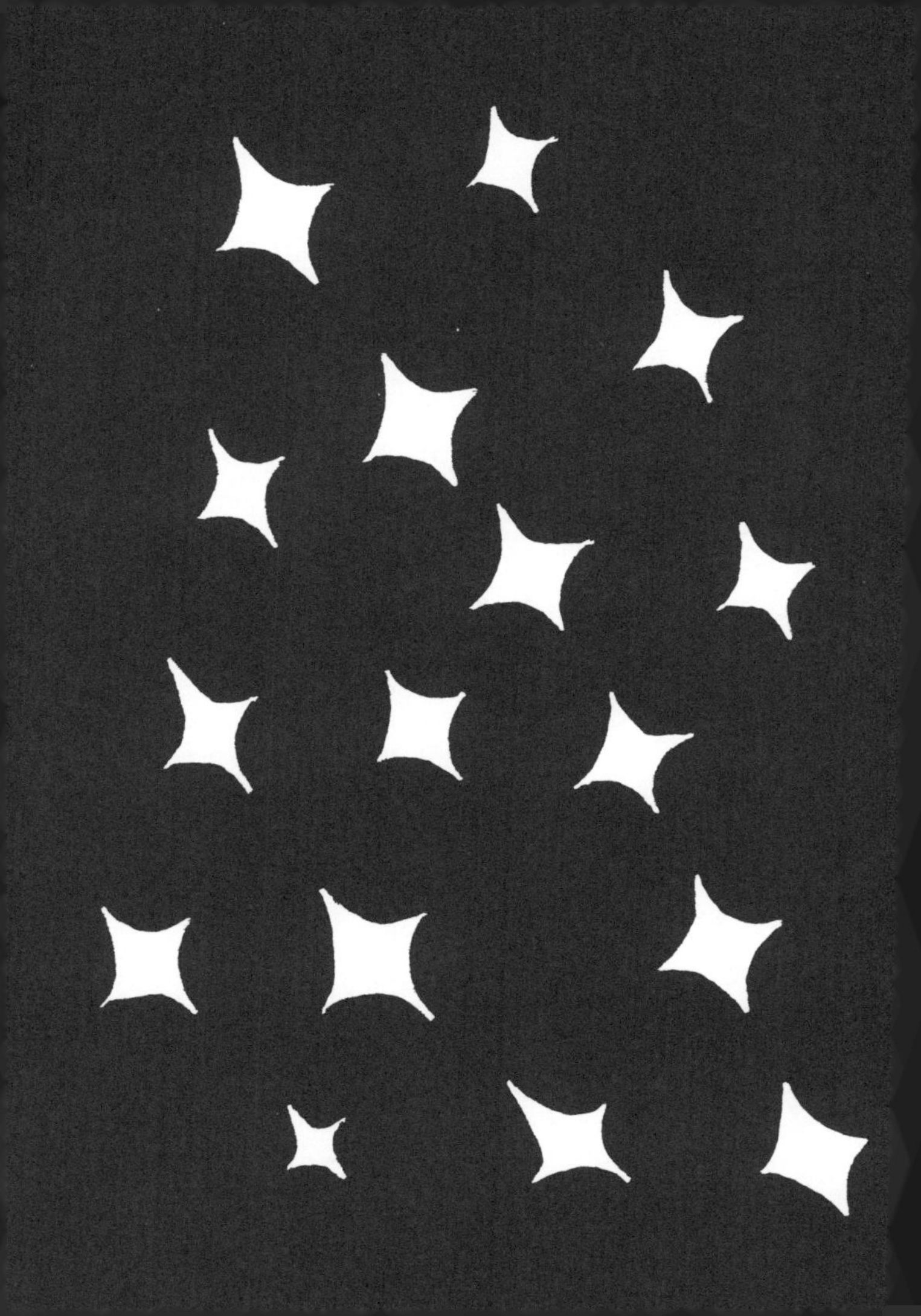

オージャスにうっとりしたわけ

わたしがオージャスということばを知ったのは、２００４年のことです。マハリシ・アーユルヴェーダにもとづくセルフオイルマッサージの本をつくっているときに、このオージャスということばを聞いたのです。医師の蓮村誠先生が説明してくれた、オージャス＝生命エネルギーのイメージに、わたしは、すぐに夢中になりました。

オージャスがたくさんあると、自分自身の内側を甘く強く感じられる。実際に、口の中が甘く感じる。ひとりのからだに片手のひらにのるくらいのオージャスがあって、黄金のような色で炊きたてのごはんのような甘い香りがする……。

そんなすてきなものが、自分のからだの中にもあって、それが、自分自身を成り立たせているなんて。ちょっと想像してみるだけでうっとりしてしまいました。

黄金のきらきらした物体が、自分をいかしている――（す・て・き！）。

これだけ書くとずいぶんファンタジックなもののようですが、アーユルヴェーダは非常に体系だった生命にまつわる知識で、オージャス自体、物質です。顕微鏡では見られないほどの精妙な物質ということですが、確かに「存在」していることがわかっているそうです。

アーユルヴェーダのクリニックに行くと、医師が脈を診て、オージャスの多い・少ないをいつもチェックします。その診断は、実際に自分自身の体感と同じことが多く、アーユルヴェーダを続けていると、「ああ、オージャスが減ってきたな」とか、「これはオージャスの多そうな食事だな」とか自分でもわかるようになってきます。

オージャスが多いひとたち

オージャスが増えると、元気になって免疫力が上がり、からだが丈夫になります。こころはしっとりとおちついて安定し、少々のことではへこたれなくなります。肌は美しく輝き、女性ならばきれいになり、男性ならばかっこよくなります。本当です。でもそれだけではありません。

わたしがオージャスをいいなと思っているのは、オージャスが増えていくと、そのひとそのものの魅力が増すという点です。本来のポテンシャルが発揮されて、ひとことでいえば、魅力的になるのです。その魅力は、周囲のひとを惹きつけ、そして、自分自身も自分に満足するようになります。自分を好きになるわけです。

オージャスが確実に多いなあというひとをわたしは何人か知っています。

そのひとたちの特徴は、ひとことでいえば、なんだかきらきらしているということです。そしておだやかです。いつもおちついていて、余裕がある。自分を客観視できていて、あわてたりたじろいだりすることがない。

また、シンクロニシティがよく起こって、人生で無理をするという感じがありません。問題が起こらないわけではありません。人間だもの。いろいろなことが起こりますが、たいした問題にならないという感じ。そうしてものごとはたいてい調和的に進んでいき、あまり苦労をしているというふうには見えません。特にアグレッシブというわけではありませんが、でも、常に前向きです。落ち込みません。

まさか、そんなうまい話があるはずがないと思いますか？　でも、わたしは実際にそういうひとに何人か会いました。

そういうひとは、ある程度高齢でも、絶対に加齢臭などありません。本当に甘い香りがするのです。とても修行をつんだヨガの教師は汗のにおいが甘くなるそうですが、本当にそういう感じ。いつもほがらかで、怒り続ける、ということがない。食べ過ぎたり飲み過ぎたりせず、マイペースで、自分の好きなことのみをして、自分の好きなひとに囲まれ、人生をたのしんでいます。人生全体が美しいのです。

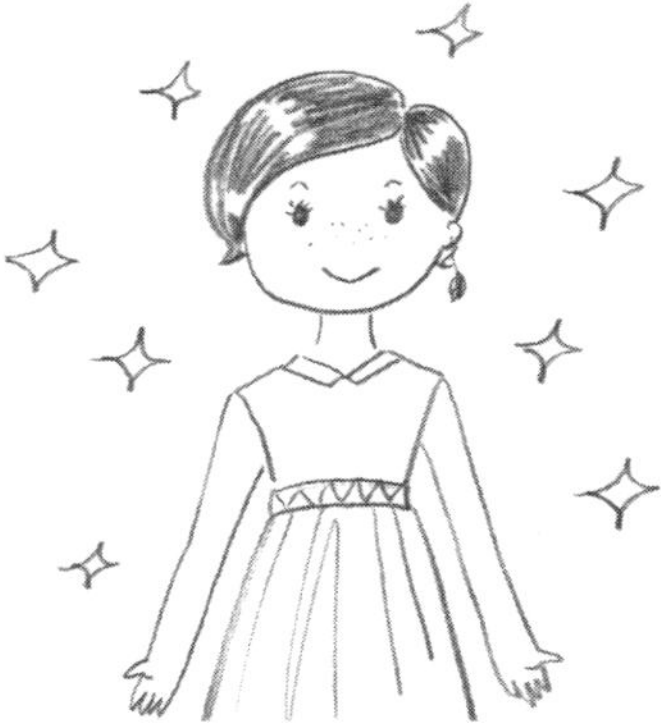

オージャスは誰でも増やせる

わたしがオージャスっていいなと思う一番の理由は、このような美しいイメージや増えた結果に起こるすばらしいことだけではありません。

◎どんなひとでもオージャスを増やせる
◎しかも自分で増やすことができる

これが本当に、すばらしいことだと思っています。

どんなひとでも、日常生活の中で増やすことができます。しかも何よりよいのが、食べもので増やせる、ということです。また、セルフオイルマッサージや、瞑想、毎日の行動のしかたでも増やすことができます。

実際わたしは、オージャスの存在を知ったときから、ほぼ毎朝欠かさず、ごま油でセルフオイルマッサージをしてきました。その約2年後から瞑想もはじめました。食べものに関しても同じ時期からずっと、オージャスが増えるような食事をとるように、気を遣っています。そうこうするうちに、次第に、自然に、オージャスを破壊するといわれるお酒を飲まなくなり、オージャスが少ないといわれる加工食品などをおのずと食べなくなっていきました。

結果、どうなったか。

結果、からだは丈夫になり、こころは元気になり、仕事の内容もよくなりました。よいところに引っ越して、よい仲間に恵まれるようになり、毎日がたのしくなりました。うまい話すぎますか？

でも、本当の話なのです。

２００４年前、オージャスチェック表（38ページ）で、わたしはだいたい30点でした。２０１１年の時点では48〜50点になりました（文庫化される２０１５年に再チェックしてみましたが49点でした）。

チェック表の項目にもあるように、人間関係で困ることはなくなり、願望が叶いやすくなっています。まわりのひとはわたしのことを大事にしてくれるようになったし、何より、自分がそういう環境をすすんで選べるようになりました（以前は、苦労するほう、苦労するほうへ自分をすすめていたように思います）。

わたしの頭がおかしくなって、幸福を過度に感じすぎる病気になったわけではないと思います。わたしを長く知る人物に、どんなふうにわたしの顔つきや声、体調、そして運、人生そのものが変わってきたかを聞いても、同じようにいうと思います。みんな、こういうはずです。「びっくりするほどよくなったよね」って。そしてそのひみつが、オージャスにあると、わたしは確信しているのです。

オージャスで甘い人生を

かつて、わたしは専門学校で講師の仕事をしていたことがありました。そのときに、よく、学生さんたちにこのオージャスの話をしたものです。聞き慣れないことばに、耳を貸してくれないかと思いきや、みんなオージャスの話が大好きでした。ヒップホップ好きの男の子が、朝、わたしのところにやってきて、

「先生～、昨日俺さー、クラブで遊びすぎちゃって、まじでオージャス減っちゃって、やっべーんだよ」

なんていってきたりすることもありました。「うむ、○○君の、オージャスというこどばの使いかたは正しい」なんて、内心にんまりしていたのですが、若いひとにも、男の子でも女の子でも、このオージャスという物質の存在は、すんなり理解ができるようでした。

わたしはそんなとき決まって、「炊きたてのごはんを食べたら?」とか、「白湯を飲んだら?」とか、「半身浴をしてからだをあたためてみては?」などと、その学生さんにあてはまりそうな、オージャスを増やすためのアドバイスをするのですが、その当人も、オージャスが増えるとどういう「いいこと」が待っているか、知っているので(目の前に、オージャスを増やしつつある先生もいるわけですしね)、素直に、生活にそれらをとり入れるようでした。

そう、そんなふうに、若いひとにもこのオージャスのもつ豊潤なイメージや体感できることがよく浸透したこともあって、いつか、たくさんのかたがたに、本を通してお伝えできたらという気持ちがありました。念願叶ってこのように本になってうれしいです。

ここからは、オージャスというもののひみつについて、蓮村誠先生のことばを借りつつ、ご紹介していきます。

どうぞ、無理することなく、できるところからはじめてください。そして、折にふ

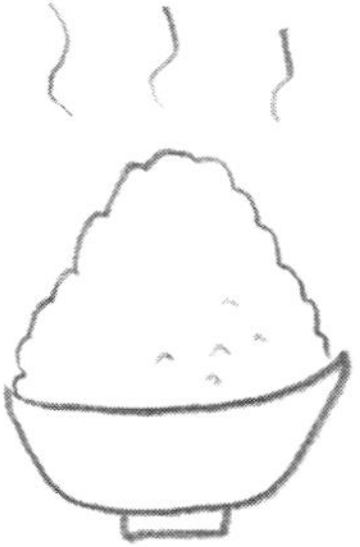

れてオージャスチェックをしてみてください。

今、日本や世界は大変な浄化が起こっていて、心身ともにタフさが求められています。そんな折、自然と調和して生きることも、急務です。このオージャスという概念が、どれだけわたしたち自身、そして周囲のひとびと、社会や環境にとって、重要な役割を果たしてくれるか、計り知れないと思っています。

あなたの体内にあるオージャス。

ぜひ、今日から、少しずつ増やしていってみてください。まずあなた自身がより美しく強くなり、人生を甘くみずみずしく満たしてください。それはかならず、あなたのまわりやこの大地にも伝わっていくはずです。

どうぞ、たのしんでくださいね。

第2章
オージャスの正体

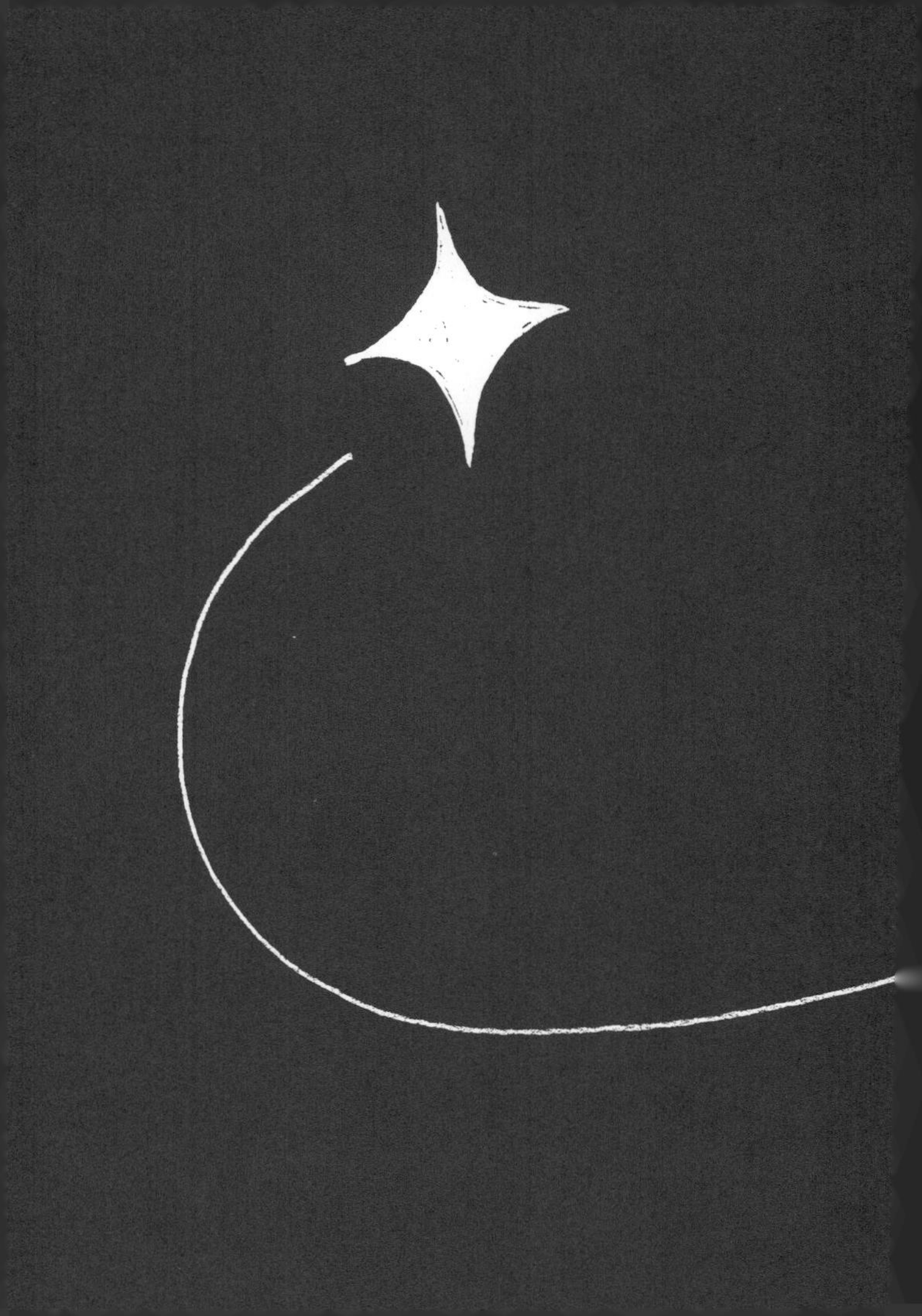

人生に関わる生命エネルギー

みなさんは、今、自分自身や自分の生活をふりかえって、どんな毎日を送っていますか？　またどんな自分だなと思いますか？

そして、もし、こんなふうだとしたら……

◎毎日がなんだか充実していてたのしい
◎自分の魅力が最大限に発揮されている
◎望みが叶いやすい
◎好きなひと、必要なひとからよく愛される
◎問題が起こっても解決が早く、立ち直りも早い
◎自分のことが好きだ

つまり、人生がなんだかいい状態だということなんですが、こんなふうだったら、毎日がすてきそうですよね。「えー？　そんなこと簡単に起こるわけない⁉」なんて声が聞こえてきそう。でも、自分自身で、本当にそんなふうになることができるので

す。

それは……そうです。

◎オージャスを増やす

ことで、です。オージャスという物質を体内で増やすことで、これらが実現するのです。うそみたい?!　って思いますか?　でもこれは実際にわたし自身、また、多くのオージャスが増えたひとが体験していることなのです。

といっても、「うーん、ことばからして、なんだかあやしげ!」って思うかもしれませんね。

ではさっそく、ひとつひとつ、そのひみつを紐解いていきましょう。

アーユルヴェーダのことば

このオージャスということばは、アーユルヴェーダからうまれました。

アーユルヴェーダとは、数千年前からインドで伝承されてきた世界最古の医学。み

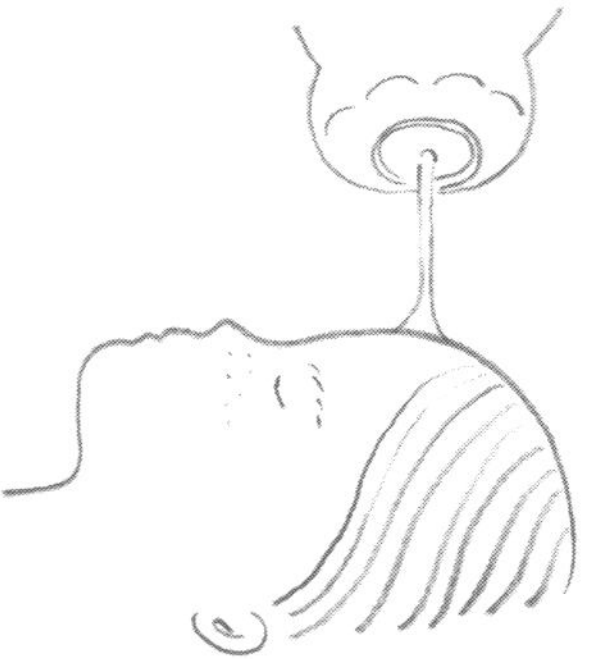

なさんには、「あたたかいごま油を額の上に落とす、あれ、あれ」というとわかりやすいかもしれませんね。あの施術は、シロダーラというのですが、日本では、エステをはじめとする「美容」のイメージが強いかもしれません。でもアーユルヴェーダは、古代からインドに伝わる非常に体系だった生命の科学であり医学なのです。

アーユルヴェーダ、ということばは、サンスクリット語で生命を表すアーユス＝ayusと、知識または科学を表すヴェーダ＝vedaからなりたっています。

ちなみに、その古代から伝わるインドの医学は、時代とともにもとのかたちから変化してしまっていたのですが、１９８０年代、アーユルヴェーダの医師や科学者たちが、最新の物理学や神経科学の視点で、この医学をあらためて検証しました。それが「マハリシ・アーユルヴェーダ」。再編再統合された最古かつ最新の健康法で、マハリシ・マヘーシュ・ヨーギーというひとが、中心になって、この統合を行ったので、マハリシの名前をとってこのように名づけられています。

オージャスの正体

そのアーユルヴェーダの中でも、もっとも大切な物質のひとつがオージャスです。日本語でいえば、生命エネルギーというと、わかりやすいでしょうか。生命のいきいきとした質、をさします。

アーユルヴェーダの医師は、診察をするときに、かならず、このオージャスの増減、多い少ないを確認します。

オージャスは物質ですが、そもそも、とても精妙な存在で顕微鏡で見えるサイズではありません。しかし、脈診（アーユルヴェーダの主な診察の方法。脈だけでひとの心身全体の状態を診る）をすると、その程度や量がはっきりとわかるのだそうです。

オージャスを語る上で、蓮村先生は、「まずは生命の全体性というものを知ること

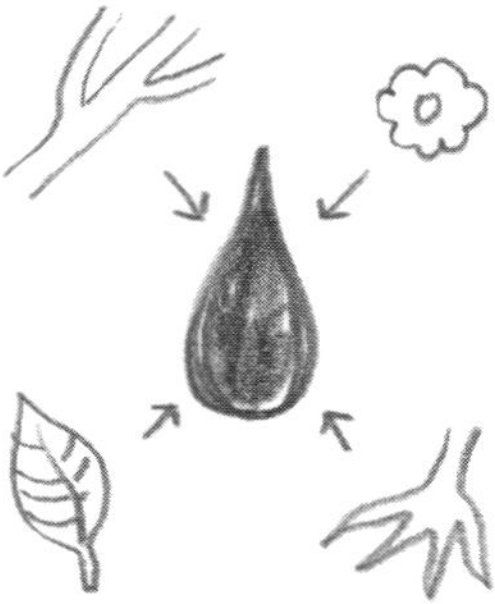

が大切」と、こんなふうにお話をしてくださったことがあります。

「種は、日光と水を与えると芽が出て大きくなってやがて木になりますよね。種を割っても、根っこや葉っぱは入っていないけれど、木として成長する要素のすべてがはじめからそこにある。

人間のからだも、最初は小さな受精卵でした。それが細胞分裂を繰り返し、60兆もの数に増えて、それがいろいろなかたちに変化して心臓、神経、筋肉、骨などのからだの器官になる。そのすべてが最初から受精卵の中にあるのです。アーユルヴェーダではこの全体性を〈自然知性〉と呼んでいます。

つまりひとを含めてすべての命は、自然知性が備わっているため、はじめから〈全体〉があるのです。〈全体〉という考えかたは、抽象的でとらえにくいかもしれませんが、これこそがオージャスを知るためのカギなんです」

全体、ということを考えるときに、現代の医学、西洋医学と比べてみるとわかりやすいかもしれません。

西洋医学の病院へ行くと、内科、婦人科、外科、などと、内臓などによって、かかる医師が違いますよね。

検査を例にとってもわかりやすいかもしれません。

血液、肝機能、腫瘍マーカーなど部分的に数値を測定し、それらを組み合わせて、そうして、総合的に判断します。でもこれで、全体を診《み》た、といえるでしょうか？

アーユルヴェーダの観点からいうと、いえないのです。部分をいくら合わせても、全体を診ているわけではない、と考えます。蓮村先生はこういいます。

「〈全体〉は、部分が集まった以上のもの。そこには部分の集合体を超えた調和や秩序があるのです。いのちは〈部分〉ごとに生きているのではなく、〈全体〉として存

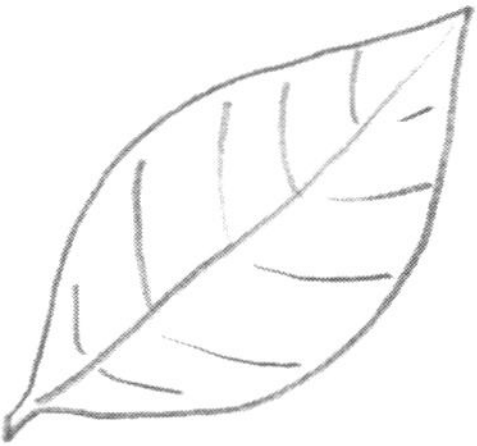

在しているのです。

つまり、60兆の細胞、あるいは葉っぱ、茎、根っこなどの木の成分がバラバラでなくつながって、まとまりとして成長する、それはオージャスがあるから、とアーユルヴェーダでは考えるわけです」

そうです。生命そのもの、生命全体を、全体としていかすもの、それがオージャスなのです。

つまり、生命がいきいきできるかどうかは、オージャスが多いか少ないかで決まる、というわけです。

葉、枝、花、実、がバラバラに、ちぐはぐに存在していたら、木全体としては、なんだか気持ちの悪いものになりますよね。それら全体が調和して、1本の木としてなりたっているとき、すばらしい木、として存在するわけですが、わたしたちのからだも、それと同じ、ということです。

わたしをわたしたらしめる、生命エネルギー。

心臓、肝臓、手、足、目、耳……。これらが、ただ集合して、「わたし」になっているわけではなく、わたしが、わたし全体としてなりたっている、その背景に、オージャスの存在がある、ということなのです。

そしてひとにしっかりと、全体性があって、調和がとれているときにどうなるか。

◎全体として調和がとれたときに、ひとはもっともよい状態で、幸福であり、健康であり、魅力的になれる

そう、オージャスが増えると、自分を守る力が強くなります。抵抗力が強くなるといってもいいでしょう。

そうしてオージャスがあることによって、わたしが、わたし全体として美しく輝く。存在が存在として、美しくなりたつ、というわけなのです。

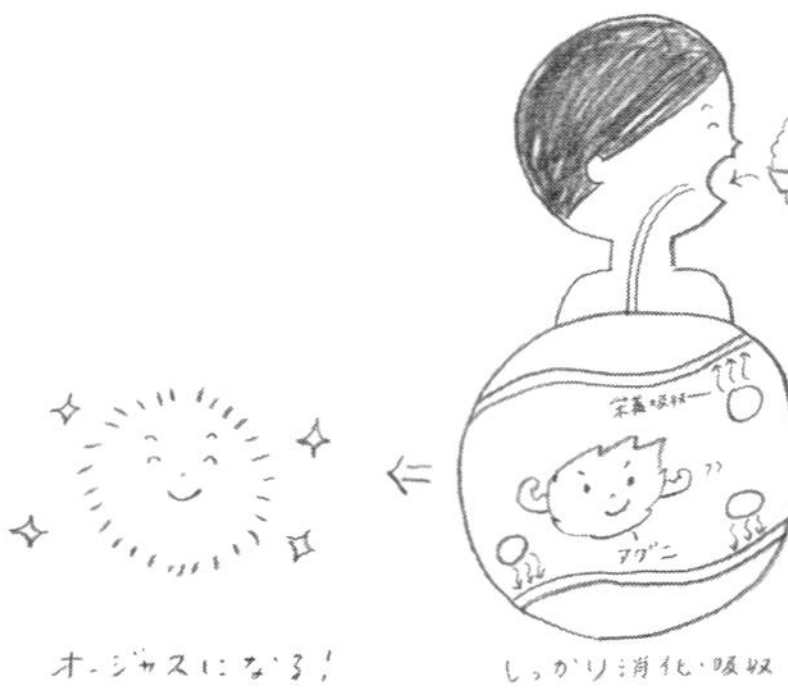

オージャスはどのようにできるのか

では、このオージャス。どのように体内に存在するようになるのでしょうか。

何か、特別なものを食べるとできるのでしょうか?

サプリメントなどで、補えるのでしょうか?

いいえ、何か特別な「オージャス食」なるものがあるわけでも、「オージャス・サプリメント」があるわけでもありません。

一番身近な例で、シンプルにいえば

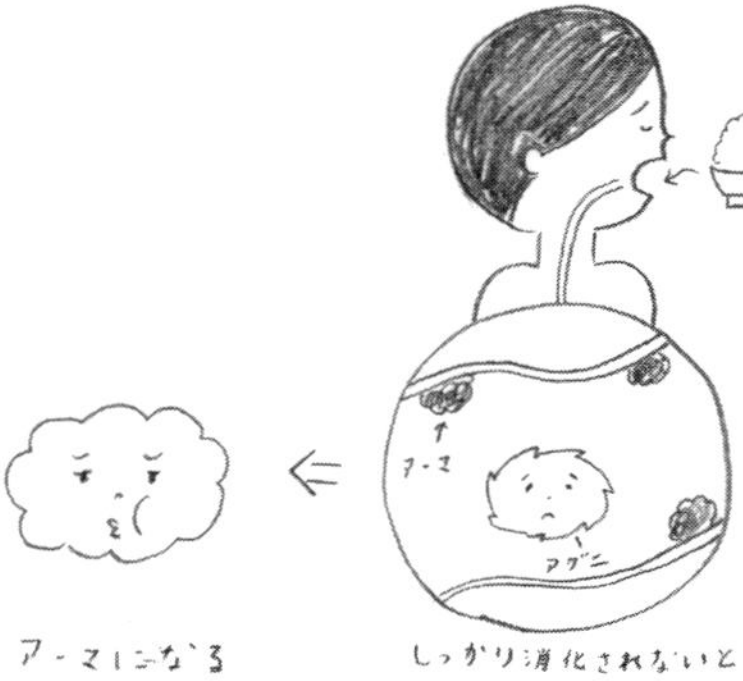

◎食べたものがきちんと消化されるとできるのです。

そう。とっても簡単にできるのです！
ただ、ぜひ知っておきたいことがあります。
「きちんと消化される」という点です。

アーユルヴェーダでは、オージャスに並び、**消化力＝アグニ**というものの存在を非常に大切に考えます。食べものがアグニによって、しっかりと消化・吸収されて、はじめて、オージャスは体内にできあがります。

一方、食べたものは、うまく消化されないと、体内などの**管＝スロータス**（血管、リンパ管、腸管、汗管）に、**アーマという毒素**となってたまってしまいます。これが、病気の原因をつくるといわれています。よく「毒出し」などといったりしますが、その「毒」とは、このアーマのことをさしているのですね。

ちなみにですが、オージャスが増えるとアグニが安定するため、アーマができにくくなります。生命エネルギーが活発にありますから、食べものをきちんと消化できるようになり、毒素をからだにためなくなるのです。

逆にアーマが増えるとアグニの力が弱まり、オージャスも増えません。毒素が体内にあることによって、消化の力が弱まってしまい、生命エネルギーも増えない、というわけです。

ふたつのオージャス

さて、このオージャスには2種類ある、といわれています。

1 増えたり減ったりするオージャス（消耗する）
2 増えたり減ったりしないオージャス（一生もの）

です。

主に食べもので増やせるのは、1のほう。

2のほうは、いのちが、おかあさんのお腹に宿ったときに、おかあさんから授けられるといわれています。

受精卵が、細胞分裂してできあがる過程……およそ、20日めくらいに、小さな袋状の心臓ができあがるのですが、そこにおかあさんのからだから胎盤を通って、8滴のオージャスが入るのだそうです。そうすると、心臓が、どくんどくんと動きはじめるのです。

なんだか、おとぎ話のようですね。

この8滴のオージャスは一生、心臓の中にあって、そのひとの心臓を動かし続けます。このオージャスの色は黄色から少し赤みを帯びているのだとか。ふつうに生活をしている上では、増えたり減ったりはしませんが、大変なダメージをうけると破壊され、半滴でもなくなると心臓は弱ってしまったり、ときには止まってしまうのだそうです。

８滴のオージャスが、今日もこうして、いきいきと心臓を動かしてくれているのだと思うと、なんだか、ふしぎな気分だし、オージャス、愛らしいね、という気持ちにもなってきます。

オージャスのはたらき

さて、１のほうのオージャスの話に戻ります。１のオージャスがあると、どういうことが起こるのでしょうか。

まずこのオージャスは、いのちの活力エネル

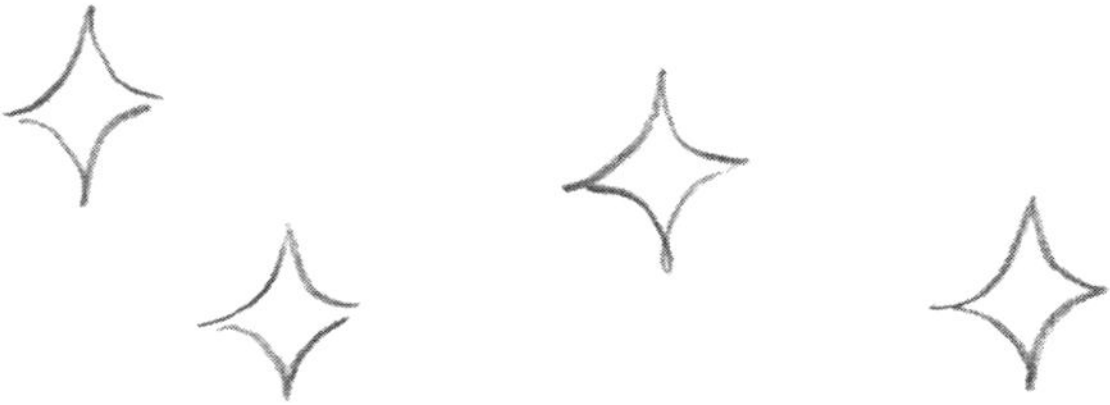

ギーともいえるので、心身のバランスを整え、そのひとの免疫力として機能します。つまりオージャスの量によって、こころとからだの健康度が決まります。

たとえばオージャスは、外に放出されるものなので、増えるとはじめに、顔色にあらわれます。オージャスが豊かだと、目は輝きをはなち、肌に明るく艶が出て、女性だったらお化粧のノリが俄然よくなってきます（こういうことは、実感として、すぐにわかりますよね）。

またオージャスは、オージャスそのものが炊きたてのごはんに似た甘い香りがするといわれているのですが、オージャスの多いひとは、そのような甘い香りを放つようになります。

オージャスの豊かなひとは生命力に満ちているので、毎日きちんとお腹がすいて、食事がおいしくとれて、よいかたちで眠りにつけるのも、特徴のひとつです。

もちろんからだが健康ですから、風邪も引きづらく、病気にもなりづらいといえます。

オージャスが満ちてくると、感情が安定してリラックスするため、ものごとに素直に感動できます。場面局面に関係なく、よろこびやしあわせが内側から満ちてくる。自分自身が、安定していくわけです。もちろん、声にも張りが出てきて、話しかたもおのずとおだやかになります。そういうひとは幸福を心身から放出するため、そのひとがただ座っているだけで、しあわせそうなムードを放つようになります。自然にまわりのひともしあわせになります。

最初に木の例を紹介しましたが、とても豊かな木を想像するとわかりやすいですよね。美しく豊かな木は、オージャスが多いため、そのような存在になっているわけですが、すばらしい木は、ただそこにいるだけで、美しく、周囲の環境にとっても、必要不可欠で、愛される存在として、そこにあるはずです。

人間も同じ。オージャスが増えると、ただそのひとがそこにいるだけでしあわせ、まわりのひともしあわせ、という存在になっていく、というわけなのです。

オージャスが減るとひとはどうなる？

では逆に、オージャスが減るとどんな状態になるのでしょうか。

それは、段階的に、症状としてあらわれます。むろん現在、なんらかの疾患があるひと、不調を感じているひとは、オージャスは充分にあるとはいえません。

また、からだの不調だけにはとどまらず、こころの問題としてもあらわれてきます。精神的に不安定だったり、イライラしがちだったり、自分に自信がもてなかったりします。

本当に自分が何をやりたいのかわからない。いつも空虚感を感じる。将来が心配で不安。悲しみや怒りにずっと気持ちがとらわれている。

これらも、オージャスが少ない結果、起こることです。

このメカニズムについて、さらに蓮村先生はこう説明してくれました。

「オージャスが減るとひとは〈全体性〉を忘れて〈部分的〉になり、自分を見失います。

特定のことにとらわれる、何かに陥る、生きることがよろこびでなくなる。極端になっていくと、ひとを攻撃するようになったりもします」

しかも、オージャスが少ないひとというのは、どんどんオージャスを減らす方向に進んでしまい（!）、悪循環になりがちなのだそうです。

みなさんも、きっと思いあたるふしがあると思いますが、疲れていたり、不安なことがあると、つい夜更かしをしてしまいませんか？　本当は早く寝て体調を整えてオージャスを増やさなければいけない。そう頭ではわかっているのに、そういう方向に自分がなぜか向かない。たとえば、地震や台風があった後などに、早く寝たほうがいいのに、テレビのニュースやネットの情報を食い入るように見て、ぐったり疲れて、「どうしよう、どうしよう」とよけいに不安になってしまう。これは、オージャス激減状態の、非常に悪い負のスパイラルの典型なのです。どんどんとオージャスを減らしている状態です。

また、ひとは、自分の内側が不安定だったり弱くなっていると、知らないあいだにうそをついたり、ひとを攻撃したり逃げたりしてしまうことも起こってくるのだそうです。そうして人間関係が壊れて、悲しいことが起こってしまうのだとか。そういうときというのは、そのストレスを解消しようと、女性なら過食や買いもの、男性なら、

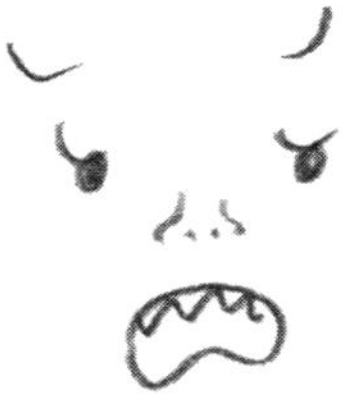

酒やたばこに走るなどという行動に陥って、よけいにオージャスを減らしてしまうわけです。
（これらの行動が、なぜオージャスを減らしたり、破壊するかは、第4章の「オージャスを減らすもの」をお読みください）

誰でもオージャスは増やせる

オージャスが減ってしまったとき、自分で負のスパイラルに陥ってしまい、そこから抜け出せないとき、どうしたらよいでしょうか。蓮村先生に聞いてみました。

「だいたいそういうひとに周囲が、『過食しちゃだめ』『お酒はひかえるように』などと『正しいことをするように』と忠告してもかえって逆効果です。そのひとは、オージャスを増やすことをしたくても、自分自身のオージャスが少ないために、こころがその方向に向かないのです」

そうです、「正しいことをしよう」とするのではなく、まず、できるところからオージャスを増やせばよい、と視点を変えてみることです。

周囲のひとは、そのひとに、なにか忠告めいたことをいうのではなく、オージャスが増えるようなことを自然にしむけたり、オージャスが増えるようなものをプレゼントするとよいのだそうです。

オージャスは、どんなひとでも、増やしていくことができます。

では、いよいよオージャスを増やす方法を、ご説明していきましょう。

第3章 オージャスを増やすには

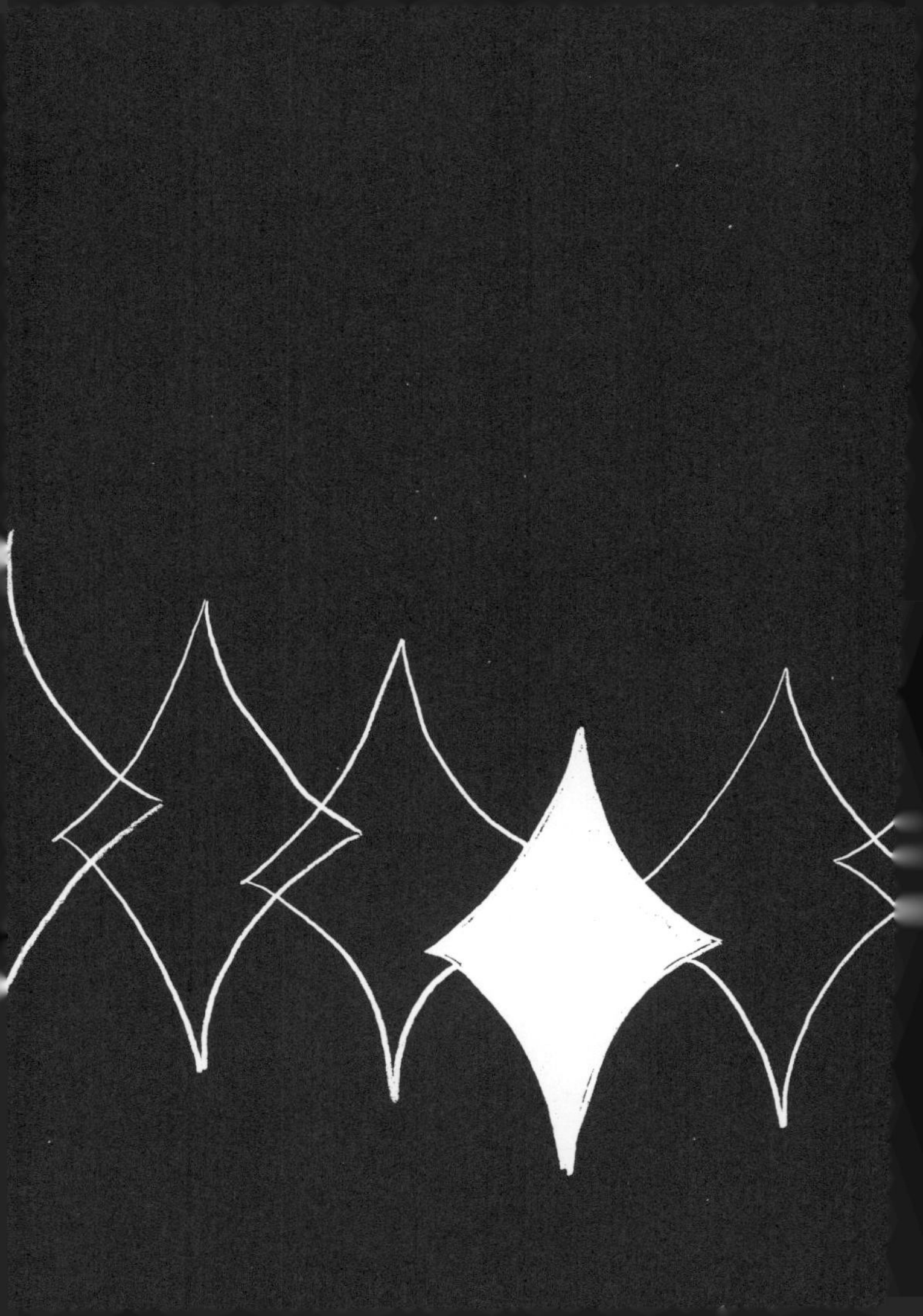

食事で増やす

オージャスは、誰でも増やすことができます。今すぐ、生活にとり入れてはじめられるものもたくさんありますので、ぜひやれるところから、ご自身のからだで試してみてください。まずひとつめは、

◎食事を通して増やす

です。食事で大切なのは、

◎何を食べるかと同時に、どのように食べるか

です。単に栄養素が物質的に足りていればオージャスが増えるというわけではありません。

第2章に書いたとおり、食べたものをアグニの力で完全に消化し、アーマをつくらないことが何より大切です。そうしないと、体内にオージャスがつくられないからで

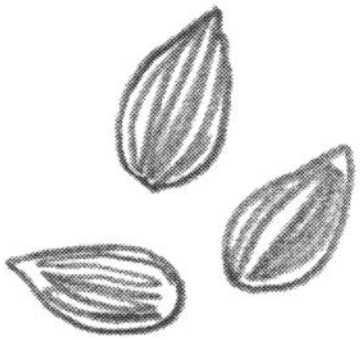

す。アグニの力を強くしていくためには、

◎からだをきちんと浄化すること

が大切です。浄化がしっかりなされていると、アグニの力はついてきます。その上で、自分の体質に合った食事をとっていく。それがオージャスを生み出すことにつながります。

食事についての注意事項は、次のページのとおりです。

オージャスを増やす方法1

～健全な食事をとる～

健全な食事

*純粋な質をもつ食事をする

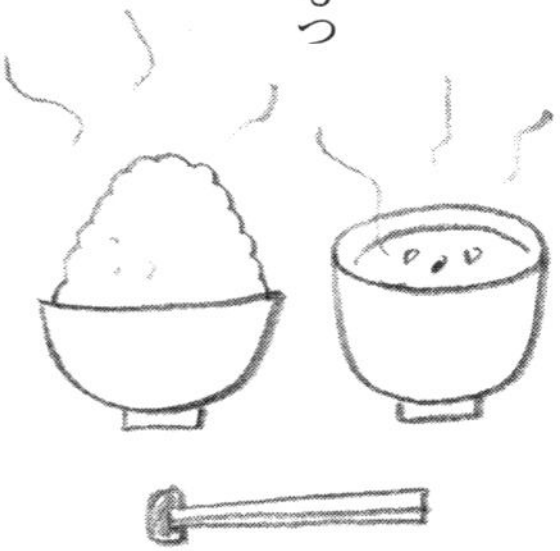

時と場所をわきまえて規則的に食事をする

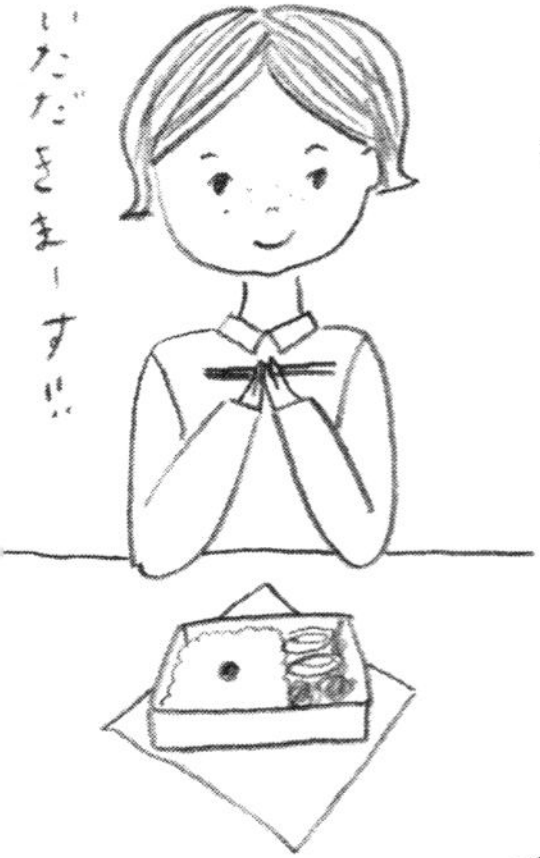

よろこびと感謝の気持ちをもって食事をする

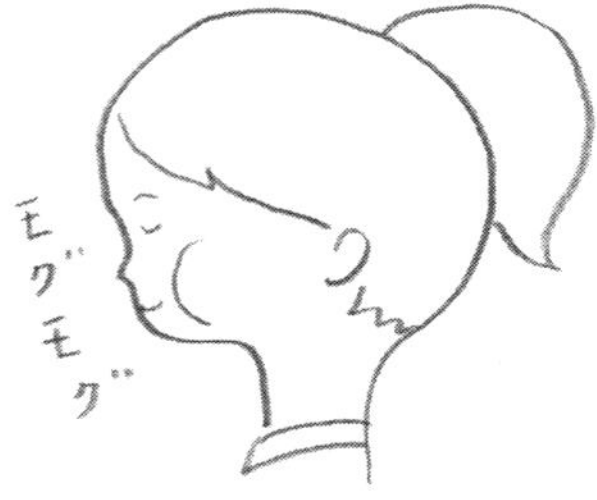

よく噛んで食べる

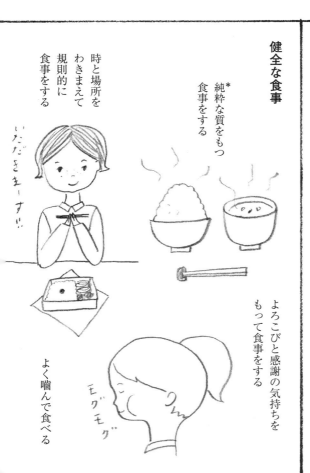

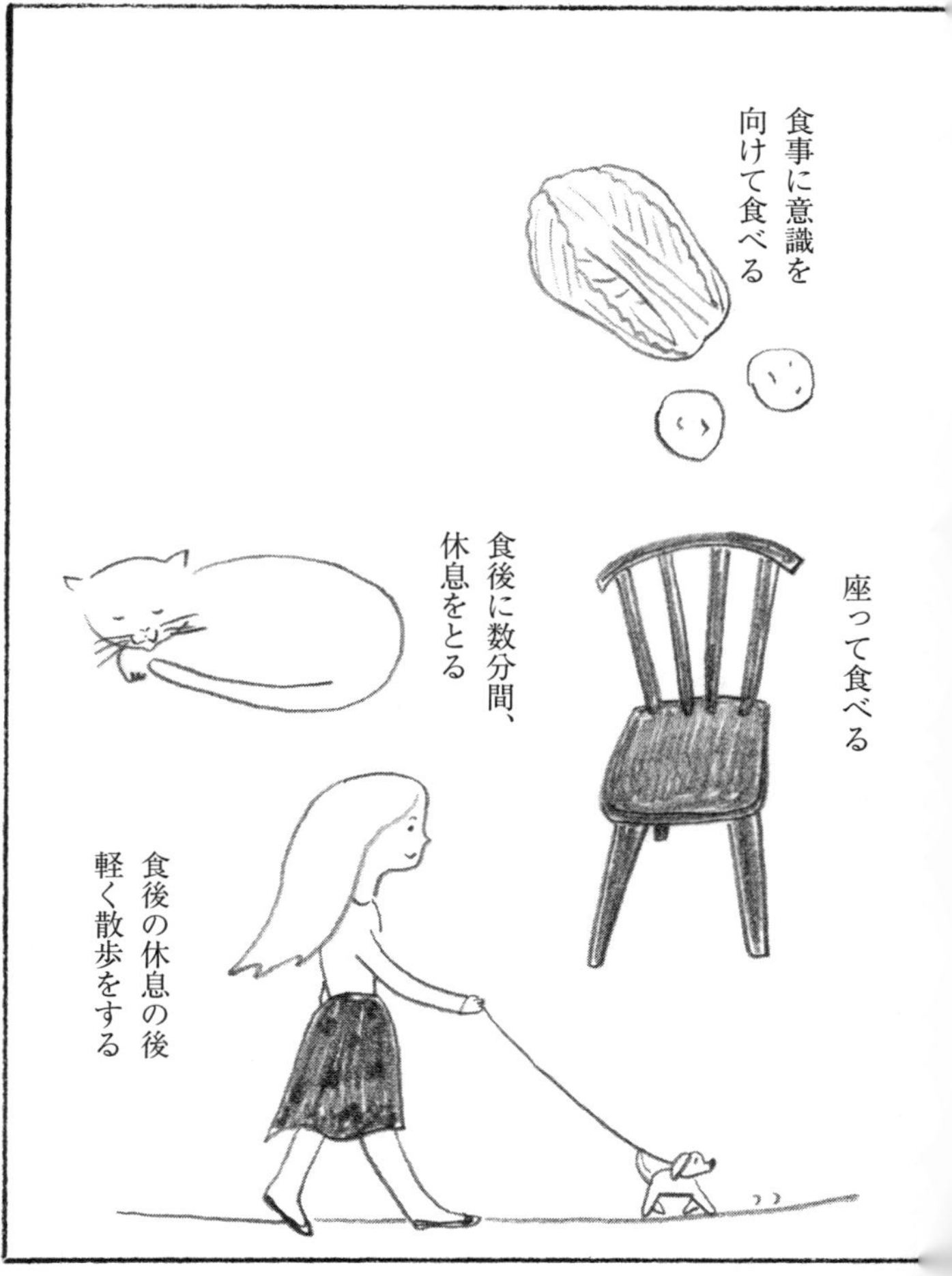
食事に意識を向けて食べる
座って食べる
食後に数分間、休息をとる
食後の休息の後軽く散歩をする

純粋な食品を食べる

さて、まずひとつめの「純粋な質をもつ食事をする」ですが、次の5つの項目に留意するようにします。

1　純粋な質の食品をとる
2　消化によい食べものを食べる
3　適量の食事をとる
4　新鮮な材料をつかって料理をする
5　6つの味をとる

まずは、1の純粋な質の食品。

純粋な質の食品には、牛乳、ギー（バターからとれる純粋な油／つくりかたは204ページへ）、米、生アーモンド、新鮮で完熟した

＊純粋な質の食事とは
○**消化によいもの**……あたたかく、できたてで、適度な油を含む
○**新鮮な材料**でつくられているもの……その季節に、その地方でとれた新鮮な材料
○**6つの味**を満たしているもの……甘味、塩味、酸味、辛味、渋味、苦味
○**適量**なもの……満腹の4分の3程度（うち半分が固形、半分が液体）
○**純粋な質の食品**をつかっているもの……牛乳、ギー、米、生アーモンド、新鮮で完熟したフルーツ、全粒粉の小麦、ココナッツ、なつめやしの実、生のハチミツなど

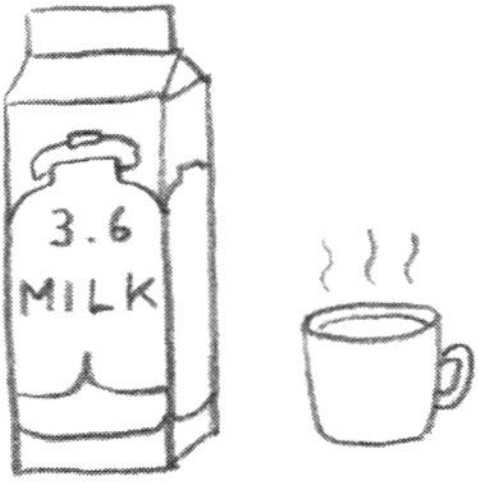

フルーツ、全粒粉の小麦、ココナッツ、なつめやしの実、生のハチミツがあげられます。

特に牛乳は、もっともオージャスになりやすい食品のひとつで、飲んで、30分ほどでオージャスになるそうです。ただし、そのためには、「空腹時にあたためて」、「牛乳だけ、もしくは甘い味の食べものと一緒に」というのが必須条件です。逆にこれ以外の飲みかたをすると、かえってアーマになってしまい、ひとによっては肌の病気になってしまうため、非常に注意が必要とのこと。

クリームソースのパスタなど、塩味を含んだ牛乳の料理なども、アーユルヴェーダではアーマになりやすい、といわれています。牛乳は、単独で、常温以上で、飲むなら甘いもの（ドライフルーツや甘い小麦のお菓子）などとのみとるようにします。そうすればオージャスとなるそうです。

　またすぐにオージャスになるものとして、炊きたてのごはん、もおすすめです。あの炊きたての甘い香りは、オージャスそのもの、といわれています。蓮村先生は、

「よく運動会の前などに、スタミナをつけようと、ステーキや焼き肉などの肉を食べるひとがいると思いますが、それは誤りです。お肉は完全に消化するのに2週間かかるために、オージャスになりにくい食品であるといわれています。次の日の運動会で力を発揮したいならば、炊きたてのごはんを食べるのが一番です」

と、よく話してくれるのですが、わたしも、このことを知ってから、何かエネルギーをたくさん使う時にはごはんを炊いて、炊きたてのごはんで塩むすびをつくるようにしています。オージャス充電！　という感じでとっても元気になります。

　また完熟したフルーツは、アーユルヴェーダでは「完成された食べもの」と呼ばれています。フルーツはからだを冷やすといわれていますが、太陽の光で完熟したものであれば、生で（常温で）食べてもOKなのだそうです。ちなみに、アーユルヴェーダで、生で食べてよいとされているものは完熟フルーツと生のハチミツだけです。

完熟フルーツは、めったなことでは手に入らないため、わたしはふだんはドライフルーツを食べていますが、それでも、完熟のマンゴーなどが手に入るときは、常温で食べるようにしています。

また、82ページの「＊純粋な質の食事とは」にはありませんが、アスパラガスの穂先、イエロームング豆や赤レンズ豆は、ヴァータ、ピッタ、カパの3つのドーシャのバランス（34ページ「オージャスをよく知るためのきほん用語」を参照してください）を整えるとてもよい食べもの、といわれています。オージャスの生成に役に立ちます。ぜひ、毎日の食事にとり入れてみてください。

消化によい食べものを食べる

次に、2の消化によい食べもの。

その食品自体、消化がよいものを選ぶこともですが、あたたかく、できたての料理を食べることが肝要、といわれています。

「アーユルヴェーダでは、厳密にはですが、野菜を採ってから3時間以内に食べなさ

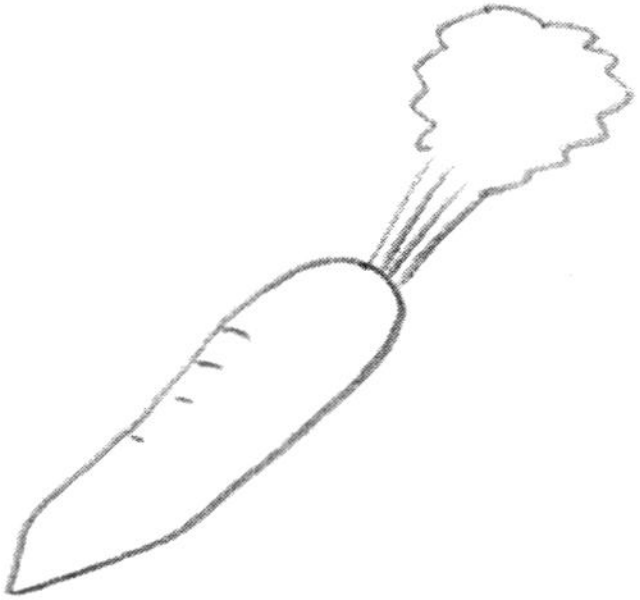

いとすすめています。もし、自分の庭や畑があったとします。裏の畑で大根を引っこ抜いてきて、そのままふろふき大根にして食べれば、まさに『大根が生きてる！』という感じで、食べていてよろこびがあるはずです。これはオージャスになります」　（蓮村先生）

もちろん、家に畑があったり、家庭菜園があるひとばかりではないと思います。ですから、めやすとしては、**調理したてのもの**、と覚えておくとよいとのこと。それがもっとも消化がよく、オージャスになりやすいといわれています。

アーユルヴェーダでは、この世に存在するものには、**サットヴァ（純粋性）**、**ラジャス（活動性）**、**タマス（不活発性）**の3つの質があるといわれます。

新鮮な食材をつかって調理したあたたかい料理は、サットヴァに満ちていますが、時間の経った料理は、タマスが強くなっています。タマスの質は重いので、たとえば、昨日つくったカレーをあたためて食べたりすると、タマスの質が多いため、からだが重くなってしまうのです。

もしどうしてもつくりおきにしなくてはならないときは、できあがった料理を置いておくのでなく、調理の最後の工程を残した状態にして、食べる直前に完成させるとよいでしょう。

消化がよいという点では、適度な油を含むものをとることも大切です。火は油を注ぐとよく燃えますよね。アグニは火ですから適度に油をとったほうがよく働く、というわけです。

また、消化を促すものとして、「白湯《さゆ》」もとてもおすすめです。食事のときに、白湯をすすります。あたたかい白湯は、食べたものをしっかり消化するのに、とても役立ちます。この白湯のつくりかたには、簡単ですが特別な方法があります。203ページにつくりかたを記載しましたので、参考にしてみてください。

そのほか気をつけたいこと

3つめの、適量の食事をとることもとても大切です。満腹状態まで食べると胃に空間がなくなって動かなくなってしまい、結果、食べたものが消化不良になりアーマができてしまうからです。アーマになってしまっては、オージャスはつくられません。

また、いったんものを食べたら3時間は何も口にしないのが原則です。

「これは洗濯に置き換えてみるとよいでしょう。全自動洗濯機で洗濯をはじめて、洗濯、すすぎ、脱水とすすむ途中で、新たに汚れものを入れたらすべての洗濯ものが汚染されてしまいますよね」（蓮村先生）

確かに。胃も同じで、食べたものを消化している最中に、新しい食べものが入ってきてしまうと、消化がうまくすすまず、アーマができてしまうわけです。

また胃の内容物の半分が液体だと消化がスムーズにいきます。もちろん、あたたかい液体です。冷たい飲みものは、胃腸を冷やしてしまい、消化がうまくいかなくなってアーマをつくってしまうのでおすすめできません。

そのほか、旬の新鮮な食材をつかって料理をする、1回の食事で6つの味（82ページ）をとるようにする、なども大切です。

そうして、80ページの注意事項の「純粋な質をもつ食事」以外の項目「オージャスを増やす方法1」全体（80、81ページ）もとても重要ですので、実践してみてください。これに反した食べかた……たとえば、テレビを見ながら食べたり、立って食べたり、食後にすぐに立ち上がって行動をしたり、噛まずに食べたり、怒りながら食べる、などは、オージャスにはなりづらい食べかたです。ぜひ注意してみてください。

自分でオイルマッサージをする

さて、オージャスを増やす方法は、食事だけではありません。アーユルヴェーダというと、ごま油でのマッサージを思い浮かべるかたも多いと思いますが、これらを自分でやる方法もあります。

ごま油のセルフオイルマッサージにはよい点がたくさんあります。

◎あたたかいごま油が、からだを浄化する
◎ごま油の抗酸化作用で老化防止になる
◎ごま油の力で、免疫力があがり、体力があがる
◎ごま油の力で、美肌、美白ができる
◎からだがあたたまって、肌が潤う

そして、注目したいのが

◎オージャスが増える

という点です。

セルフオイルマッサージのよいところは、太白ごま油の力で、からだが浄化され、肌によいという点だけではありません。あたたかいごま油によるマッサージを行うということは、自分の内側に注意を向けて、丁寧に自分を癒す、守る、愛するということです。この行為自体がオージャスを増やすのだそうです。

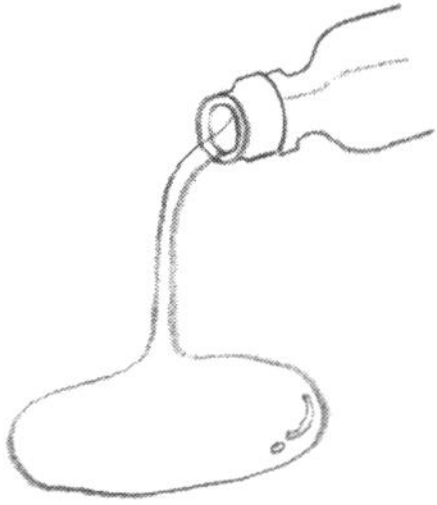

本来は、浄化が行われやすい朝の時間帯に行うのがよいのですが、時間がないというかたは、休日の夕方に。さらに時間がないかたは夜やるのもおすすめです。

オイルマッサージ後、20分で、肌から吸収されたオイルは、血流を通して骨まで浸透するのだそうです。また肌の上にも、アーマが浮いて出てきます。それをかならず、シャワーか半身浴をして落とすこともとても大切です。

生理のはじめの3日間や、熱があるときには行ってはいけません。妊娠中は、お腹と背中をさけて頭や腕や足だけを行います。満腹のときもやらないようにします。

太白ごま油を買ってきたら一回100度まで熱するというのが、少し面倒なようですが、でも、そのように処理したオイルのほうが気持ち

オージャスを増やす方法2

～オイルマッサージの方法～

マッサージをはじめる前に

①太白ごま油をなべに1リットル入れ、中火で100度程度に熱します。
②冷ましたら、容器（ふたつき）に保存。
③つかうときは小さな容器に小分けし、ふたをしてお湯で体温程度にあたためる。
④部屋をあたため、裸になり、③のオイルをからだ全体に少しずつこすりつける。
⑤マッサージは手のひら全体で行う。
⑥マッサージ後10～15分したら温水シャワーか、お風呂に。湿らせたあたたかいタオルで拭きとるだけでもよい。
＊ごま油がからだに合わなければ、オリーブオイルもおすすめです。

毎朝のオイルマッサージは
からだの緊張をほぐし、
血行を整え、
免疫系をアップしてくれます。
洗顔、はみがきと
同様に習慣にすれば、
簡単なからだのケアになります。
時間はたった10～15分。
あたたかい部屋で行ってください。

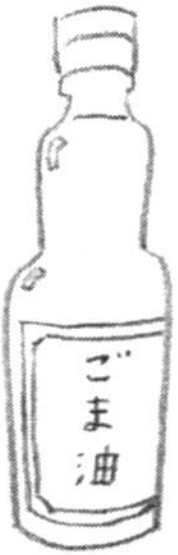

マッサージの手順

＊通常は全裸で行います。

①念入りに頭のマッサージ。上→横→後ろ（首筋から上に向かって）と軽く円を描くように。

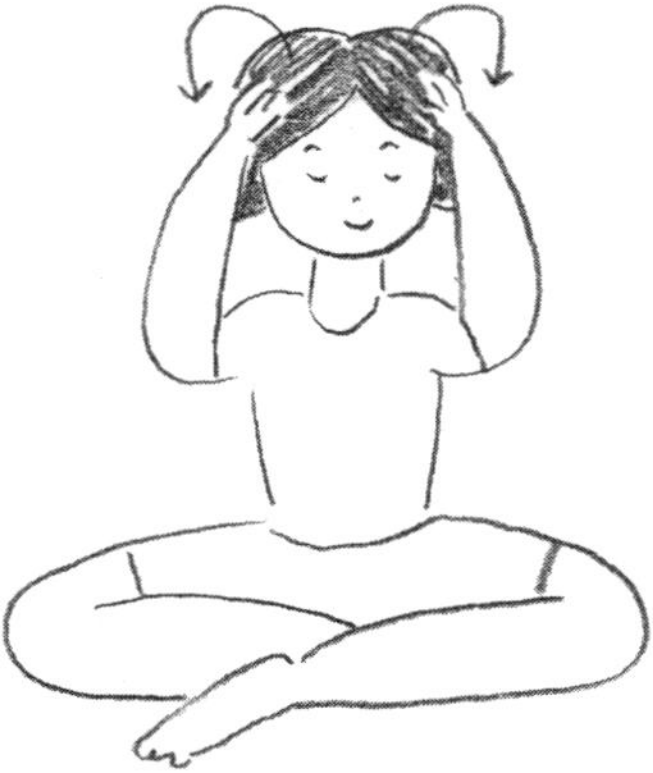

③喉の下から上に両手で交互に、ゆっくりやさしく、首の後ろも同様に。

②額を両手で上下に→あごを左右に→ほほは円を描くように。鼻の横を両手で上下し→あご→口のまわり・鼻の下もていねいに。

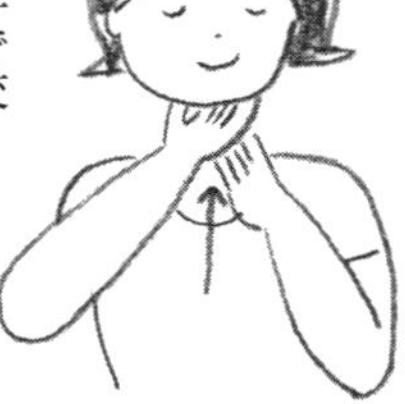

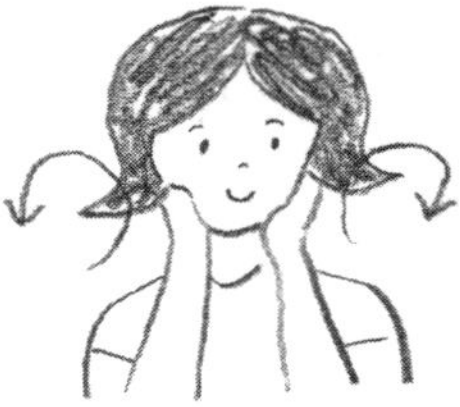

④まず左肩を首にむかって下から上に。こりがあったら時間をかけて、無理せず快適に。次に右肩。

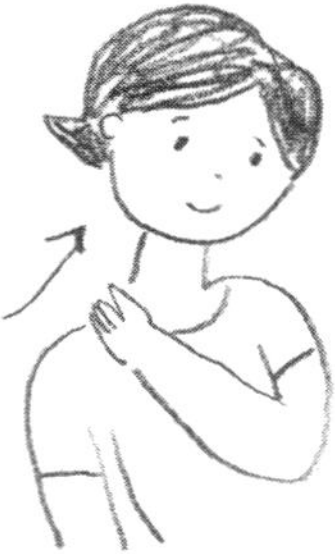

⑤手首関節は円を描くように→甲〜指の間を上下に→手のひらを上下にこする→手のひらを揉む。

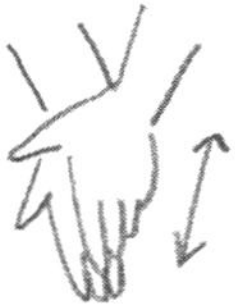

⑥胸（バストではない、デコルテ）は内側から外側へ円を描くように。女性のみバストのまわりをゆっくりやさしく。

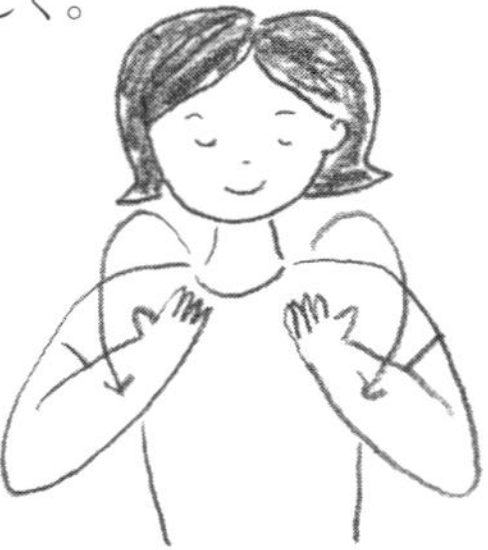

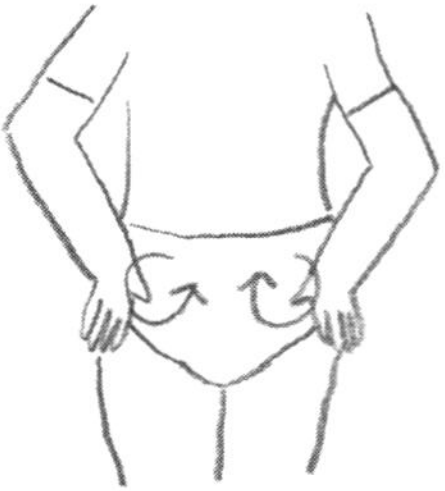

⑦背中、両わき腹は手の届くところまででよい。上下に。腰は円を描くように。

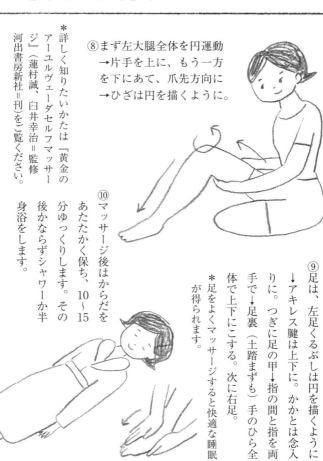

⑧まず左大腿全体を円運動
→片手を上に、もう一方
を下にあて、爪先方向に
→ひざは円を描くように。

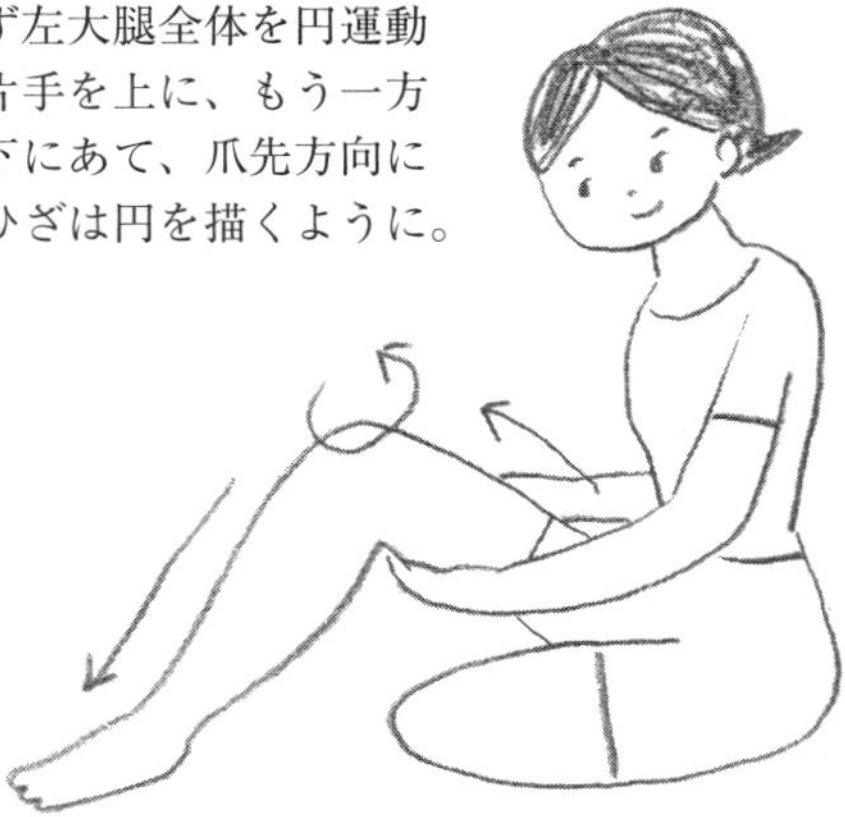

⑨足は、左足くるぶしは円を描くように↓アキレス腱は上下に。かかとは念入りに。つぎに足の甲↓指の間と指を両手で↓足裏（土踏まずも）手のひら全体で上下にこする。次に右足。

＊足をよくマッサージすると快適な睡眠が得られます。

⑩マッサージ後はからだをあたたかく保ち、10〜15分ゆっくりします。その後かならずシャワーか半身浴をします。

＊詳しく知りたいかたは『黄金のアーユルヴェーダセルフマッサージ』（蓮村誠、臼井幸治＝監修　河出書房新社＝刊）をご覧ください。

よいため、からだが納得すると、むしろそうやってつかいたいと思うようになるはずです。毎回ひと肌くらいにあたためるのも、あまりに気持ちよいので苦にはなりません。

実際にこのマッサージをやってみると、本当に、からだの奥からすっきりする感じがしますし、肌もこころまでも、しっとりして、やみつきになります。

気持ちがよいと感じる体験を重ねていくことは、オージャスを増やす上で欠かせないことです。全身が難しければ、頭と足、など部分的なことからぜひ、トライしてみてください。

純粋意識をたくさん経験する

さて、オージャスを増やす方法として、もうひとつぜひご紹介したいのが、純粋意識を体験するというものです。純粋意識とは、至福意識とも呼ばれ、ふつうの五感の感覚を超えた意識状態で、それを体験するためにもっともよい方法は、瞑想です。

瞑想は、専門の教師について勉強する必要がありますが、98ページに、簡単なリラックス法を蓮村先生に教えていただいて紹介しましたので、トライしてみてください。

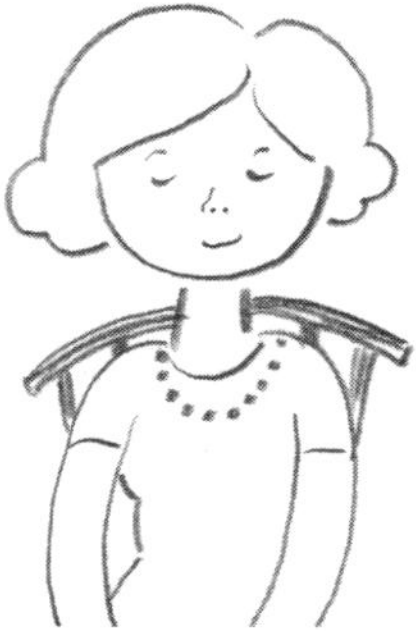

そのほか、純粋意識を体験する方法としては、アーユルヴェーダのクリニックで、**パンチャカルマ**という、5日間以上かけて行う心身の浄化法もあります。

アーマパーチャナという、アーマを浄化する特別な食事を自分の体質に合わせて数日間行いながら、浣腸や専門家によるオイルマッサージを行います。

その間、とても静かで、自分自身の内側に入るような精妙な体験をするのですが、そのパンチャカルマをうけることでも純粋意識に触れる体験ができるといわれています。

純粋意識に触れれば触れるほど、オージャスは高まります。なぜなら、ちょっと難しい話ですが、「どうやらオージャスというとても精妙な物質は、純粋意識が物質化したもの」といわ

オージャスを増やす方法3
～純粋意識を多く経験する～

超越瞑想（TM）を規則的に実践する

アーユルヴェーダでは、もっとも単純で、ストレスをまったくもたない意識状態を〝純粋意識〟と呼んでいます。ひとはこの純粋意識の体験中、至福と呼ばれるたいへん大きなよろこびに触れ、オージャスを増やすことができます。超越瞑想（TM）は、わたしたちが日常で容易に純粋意識を体験するための、とても簡単な方法です。この瞑想法は、日に2回、朝と夕方に、15～20分ほど、快適な空間で、目を閉じて座って行います。1960年代に、マハリシ・マヘーシュ・ヨーギーによって西洋に紹介されて以来、今では世界中の国々において実践されており、これまでに600万人以上のかたがこの瞑想法を習得しています。

簡単な瞑想をする

本格的な瞑想をまだ習っていないかたでも、自分でできるリラックス方法があります。以下は、超越瞑想（TM）ではありませんが、心身を休息させ、日常でうけているさまざまなストレスをある程度浄化することができるそうです。

○快適な空間で、快適な姿勢で座って行います

○目を閉じて、しばらくしたら、軽く自

分の身体のどこか、何かを感じるところに注意を向けます
○注意を向けるときに、何かを念じたり、あるいは注意が逸れないように力んだりしません
○注意が身体から逸れたことに気がついたら、また楽に身体のどこか感じるところに注意を向けます
○5分から10分程度行ったら、身体に注意を向けるのを止めます
○すぐに目を開けず、しばらくしたら目を開けます
『「いのち」の取り扱い説明書――ココロも身体も健康になるインドの教え』(蓮村誠＝著　講談社＝刊）より抜粋

さらに深めたいひとに

超越瞑想法（TM）について興味のあるかたは、マハリシ総合研究所のHPをごらんください。
http://www.maharishi.co.jp/

パンチャカルマを規則的にうける

パンチャカルマは別名〝ヴェーダ生理浄化法〟と呼ばれており、アーマおよび乱れたドーシャを体外に排出することで、本来の体質の状態である**プラクリティ**（「自然」を意味し、こころとからだのバランスが整った状態。その人ほんらいの体質を表す）をとり戻し、こころとからだのバランスを整える療法のことです。パンチャカルマの〝パンチャ〟とは5つ、〝カルマ〟は行為を意味するサンスクリット語で、5つの浄化法という意味です。からだのさまざまな管（血管、リンパ管、腸管、気管など）にたまっている、アーマや乱れたドーシャを5つの浄化法によって体外に排出し、全身の循環や流れを正常にすることで、純粋意識を体験することができます。その結果、オージャスを増やすことができます。

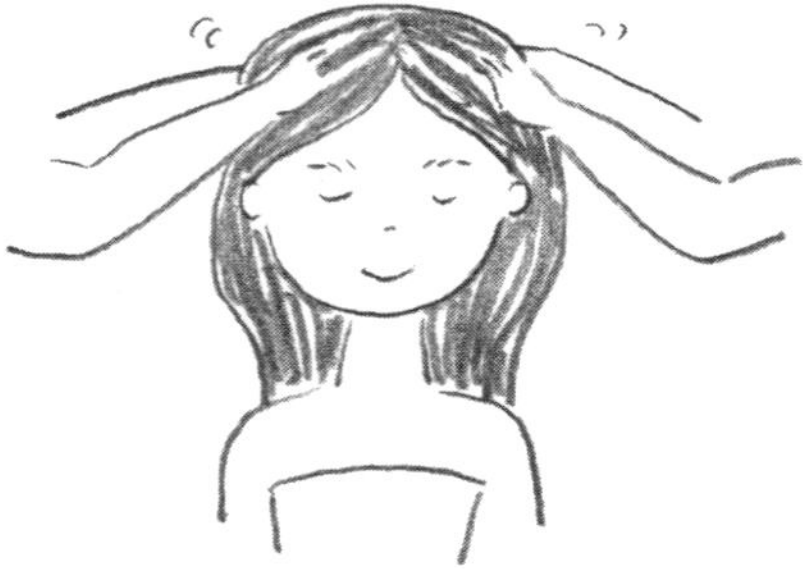

パンチャカルマの流れ

①診察
パンチャカルマの前、約2週間～1か月の間に医師の診察をうけます

②食事療法開始
パンチャカルマの約2週間前から、自宅で食事療法がはじまります

③ギーを飲む
ギーは、無塩バターを精製した油。すべての油の中でもっとも純粋な油で、消化力（アグニ）を高め、オージャスに溢れています。3～5日ほど実践します

④ひまし油を飲む
トリートメント4日前に体内のピッタをひまし油で排泄します

⑤クリニックでのトリートメント
オイルトリートメントを3～5日間行います

⑥食事の立ちあげ
トリートメント終了後、約7日間で食事を徐々に立ちあげていきます

⑦診察
トリートメント終了1カ月後に脈をチェックして、今後の健康管理などの指導をうけます

＊パンチャカルマは専門の医療機関でうけることができます。

れているからです。つまり、「至福」がそのまま物質になったとも考えられます。ことばにするのは大変難しいのですが、瞑想の体験をしたことのあるかたならば、その感覚をからだで思い出すことができるかもしれません。

また、とても美しい景色の中に入ったとき、すばらしい感動の瞬間にいるとき、その「至福」を体験していることもあるはずです。それが物質化したもの＝オージャスというのは、なんともユニークで美しい発想ですよね。

毎日の行動でもオージャスは増える

さらにアーユルヴェーダには、「**ラサヤナ**」という知恵があります。アーユルヴェーダの核となる健康な長寿を目指す**予防医学的知識**のことで、こころとからだを浄化して、オージャスを増すための方法がつまっています。

そのラサヤナには、

◎薬草によるラサヤナ
◎行動のラサヤナ

があり、薬草は、専門のクリニックで処方される、自然の薬草からうまれたハーブです。わたしも体調に合わせて飲むこともあります（詳しく知りたいかたは、専門のクリニックにお問い合わせください）。

行動のラサヤナは、オージャスを増やすための行動の指針で、約20の項目があります（104ページ）。

それにしても、なぜ、この「行動のラサヤナ」を実行することによって、オージャスが増えるのでしょうか？

たとえば、この中から「常に正直であり、真実を語る」について、蓮村先生に聞いてみました。

「うそをつくと、こころが緊張を感じ、それが知らず知らずの間にストレスになります。特定のストレスからこころに乱れが生じ、全体としてのバランスがとれなくなっていきます。そうして、オージャスがつくられにくくなってしまうのです。

わたしたちは常に自然と宇宙とつながっています。ですから、わたしたちの考え、

オージャスを増やす方法4 〜行動のラサヤナ〜

○常に正直であり、真実を語る
○他人を傷つけず、思いやりをもって接する
○睡眠と目覚めのバランスがとれている

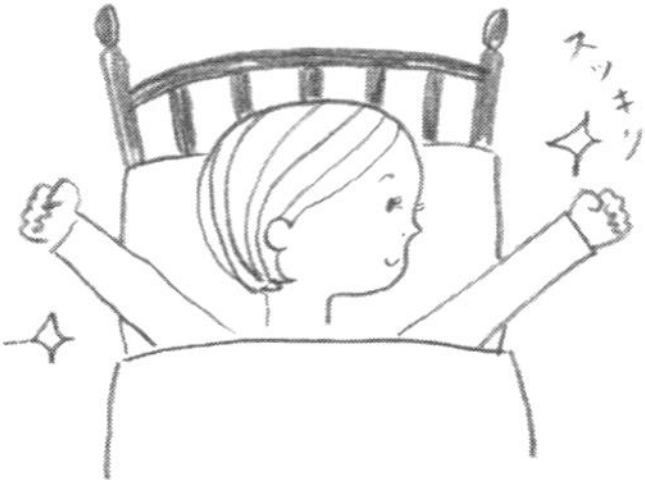

○過度な緊張と怒りから開放されている
○セックスとアルコールにふけらない
○暴力をふるわない
○決して無理をせず、おだやかで平和的である

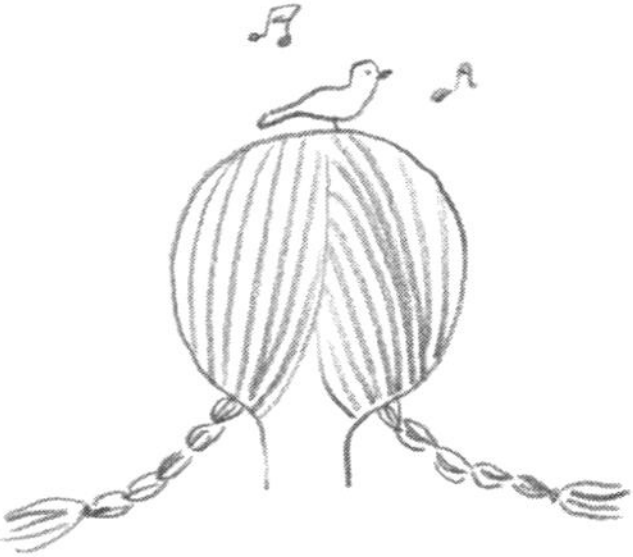

○規則的に寄付をする
（知識、金銭、食べものなど）
○ヴェーダ[*1]を勉強している

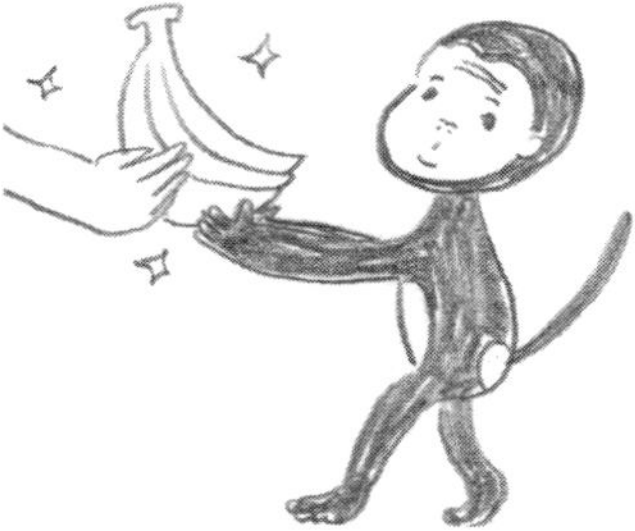

○尊敬すべきひとを尊敬している
○ものごとを計画する、合理的に考える、部分を組み合わせて全体をつくる

○規則的にミルクまたはギーをとっている

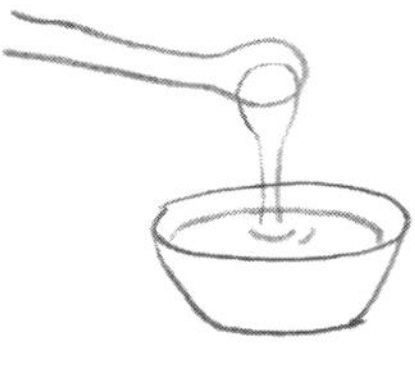

○自分本位ではない
○行儀がよい
○単純である
○五感をその源である純粋意識に充分結びつけている
○やさしい話しかたをする

○瞑想を実践している
○清潔である
○安定している
○パンチャカルマをうけている
○正しい時と場所と量に精通している
○年長者や自然法則を[*2]支配するひとにつかえる

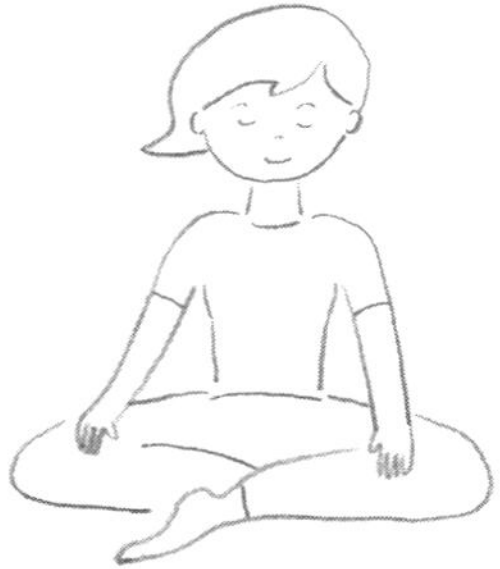

＊1　サンスクリット語で、〝知識〟または〝科学〟という意味があり、宇宙や自然をつかさどり、調和と秩序をもたらす自然法の青写真といわれています。ヴェーダは40の部門に分かれており、その中のひとつに、アーユルヴェーダも含まれます。その他、自然法のもとづく建築学である「スターパティヤ・ヴェーダ」や、自然界の旋律を奏でた「ガンダルヴァ・ヴェーダ」と呼ばれる音楽などがあります。

＊2　意識が純粋意識に開かれた状態になると、ひとは自然法とのつながりを完全にとり戻し、考えることや行動が、常に自然法と同調します。その結果、そのひとは自身と周囲にしあわせをもたらすようになります。

ことば、そして行動はすべて、自然や宇宙になんらかの影響を与えています。

だから、もしうそをつくと、そのときのストレスや緊張、あるいは矛盾は自然や宇宙にも伝わり、結果として、自分と宇宙との関係が調和的なものではなくなって、自然からのサポートをうけにくくなってしまうのです。

反対にうそをまったくつかないと、ひとはリラックスしていられます。それは自然や宇宙にも伝わり、関係がとてもよいものになって、物ごとがスムースに運ぶようになるのです。そしてよろこびが増してきてオージャスも増えていくのです」

「常に正直である」は、わたしもとても気をつけていることです。みなさんも、実際にこころがけてみてください。正直にしていると、自分の中にエネルギーがたまってくるのがきっとわかると思います。

オージャスが増えたのはどうやってわかる？

このように、食事、オイルマッサージ、瞑想、行動のラサヤナを通して、オージャスが豊かになってくるとどうなるでしょうか。

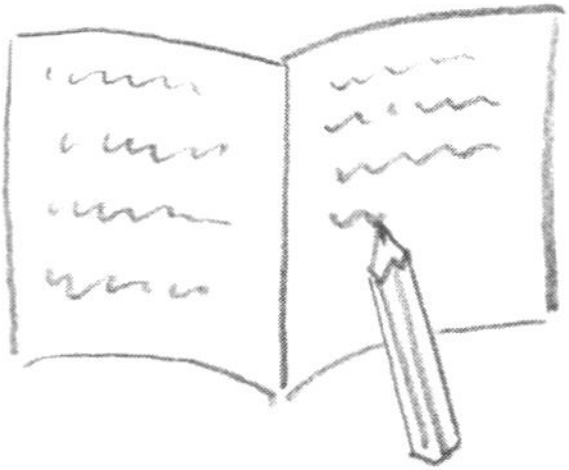

目安としては、まず、オージャスチェック表をひと月に1回ほど、チェックし続けてみるとわかるでしょう。

わたしの実感としては、肌の艶や目の輝きがよくなり、口の中にほんのりと甘い味が広がってきます。

免疫力がつくので、風邪を引きにくくなります。

精神的には、その時々をたのしみ、物ごとに感動できるようになり、自分のことが以前よりも好きになるでしょう。自分のこころの内側が満ちてきて、自分自身が力強くなったという感覚を覚えるようになります。

ひとと比べることがなくなるため、否定や排除という感情も少なくなっていくはずです。そして直観が鋭くなり、願いが叶いやすくなります。

そして、誰しもそんなひとの近くにいたいと思うでしょう。そもそも、孤独感を感じなくなっているはずですが、おのずと、そのようなひとのまわりには、ひとが集まってくるようになります。しかも、調和的なひとが集まってくるはずです。寂しいということがなくなっていくのです。

俗にいえば、モテるようになったなあと感じるひともいるでしょう。人気者になったり、必要なひとからちゃんと愛されるようにもなっていきます。

これらが、オージャスが増えてきたときに起こる兆候です。これはぜひ、増やしていきたいものですね！

第4章
オージャスを減らすもの

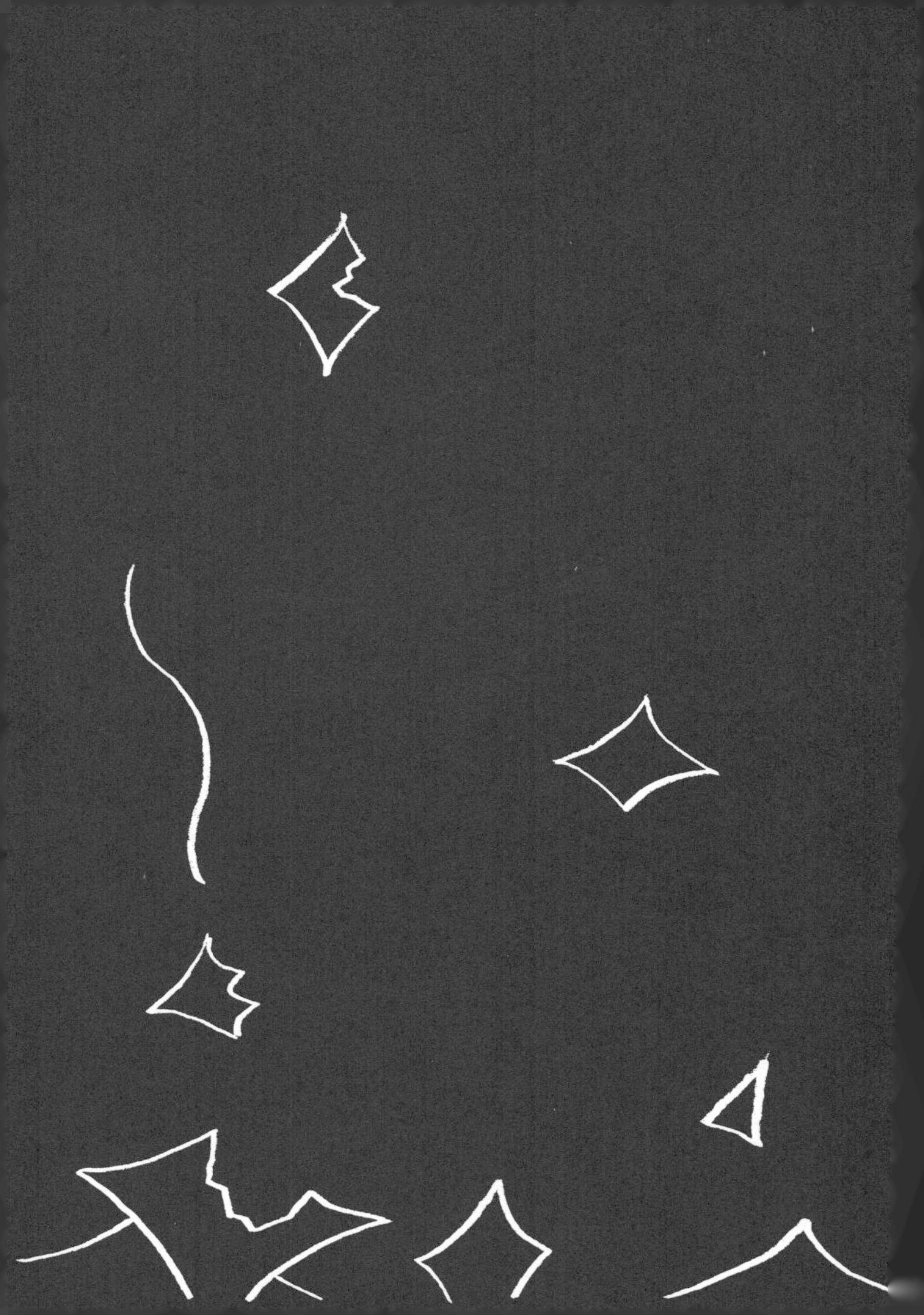

オージャスにならない食品

どんな食品でも食べて、しっかり消化されれば、オージャスになるというわけではありません。

口から入るものや行動について、

◎オージャスにならないもの
◎オージャスを破壊するもの

があるといわれています。

オージャスにならない、あるいはとてもなりにくい食事の代表は、肉や魚をつかった料理です。炊きたてのご飯が数時間でオージャスになるのに対し、肉や魚は、完全に消化するまでに2週間もかかるのだそうです。運動会の前の日にステーキを食べても意味がないのはそういうわけです。

また、アーユルヴェーダでは、過度に油をつかったもの、過度な酸味や塩味の料理もオージャスにはならないといわれています。

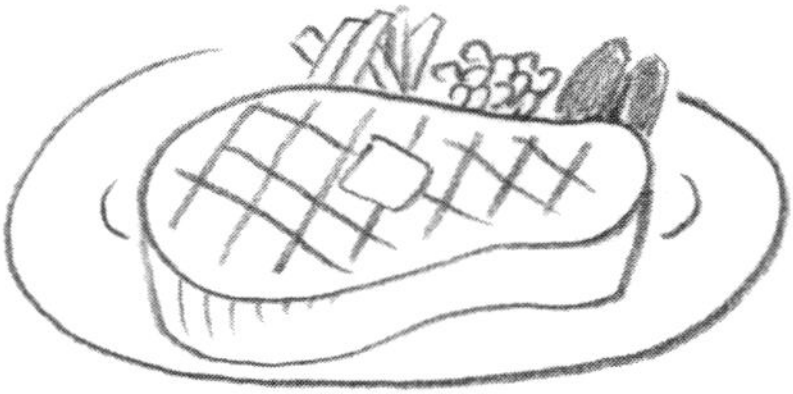

また「重い質」があるもの＝パスタ、根菜（大根、にんじん、かぶ以外）もオージャスになりにくいとされています。

食品の種類でいえば、卵、チーズ、人工添加物、加工食品、遺伝子操作をした食品も、非常に消化しにくくオージャスにならないといわれています。

時間が経った料理もオージャスにはなりません。

またどんな食材や料理でも、食べ過ぎるとオージャスにはならなくなってしまいます。オージャスをつくりたいならば、4分の3程度の小食をいつもこころがけるようにしてみてください。

オージャスを破壊するもの

オージャスにならないだけではなく、なんと、破壊する、というものもこの世の中には存在します。

◎喫煙
◎飲酒
◎怒りや悲しみなどの否定的な感情

です。

「喫煙はなんとなくわかるけど、お酒は百薬の長ともいわれるし、なぜいけないの？」というかたもいるかもしれませんね。

でも、オージャスという観点からいうと、お酒はいけません。オージャスを破壊するのです。

なぜでしょうか？

オージャスにならない食事と破壊するもの

★オージャスにならない食事

○肉や魚の料理
○過度に油をつかった料理
○重い質の料理
（パスタ、根菜類をつかった料理、冷えている料理など）
○つくってから時間が経過した料理
○卵、チーズをつかった料理
○人工添加物、加工食品を含んだ料理
○過剰な酸味や塩味を含んだ料理
○過食した食事すべて
○遺伝子操作された食品をつかった料理

★オージャスを破壊するもの

○喫煙
○飲酒
○怒りなどの否定的な感情

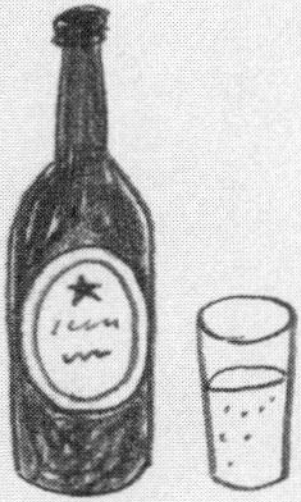

「アルコールは、『熱い』『乾燥している』『鋭い』などを代表とした10の質をもつのですが、それらはオージャスの『冷たい』『油性』『やわらかい』『重い』『滑らか』『粘着性』『甘い』『安定性』『澄んだ』『凝集性』という10の質に対して、すべてが逆の性質をもっているために打ち消してしまうからです」

と、蓮村先生。アーユルヴェーダでは、料理でもお酒はつかいません。では、お酒が好きなひとは、お酒をなぜおいしいと思うのでしょうか？

「その『おいしいと感じるこころ』には、ストレスが関係しています。ファストフードのハンバーガーをおいしいと思うひともいれば、添加物がたっぷりの加工食品をおいしいと思うひともいます。これらをおいしいと思わせているのは、こころに潜んでいるストレスです。ストレスが、おいしいと思わせているにすぎないのです」

（蓮村先生）

なるほど。「おいしい」の感覚は自分の精神状態とも関係している、というわけなのです。

アルコールがほしいわけ

この問題についてはもう少し、お話を聞きました。

「一般的にアルコールを飲むと交感神経がリラックスし、ストレス解消になるといわれています。しかしそれはあくまで一時的、部分的なものにすぎません。

一時的に気分を高揚させますから、その間は、自分の中にある不安定さや苦しみを紛らわせてくれるかもしれません。しかし、弱った状態で飲むとさらにからだを弱らせるという悪循環に陥ってしまいます。逆に元気になればなるほどアルコールというのは、ほしくなくなるものなのです。

実は、なぜお酒はいけないのだろう？　と思うこと自体が、アーユルヴェーダの専門用語でいう『**理知の誤り**』なのです。お酒が好きなひとにはショックかもしれませんね。しかし、この問題はとても重要ですので、詳しく説明をしていきましょう。

ここでいう**理知**とは、決断する力、のことです。

ひとがおちいる『理知の誤り』には重症度により、3段階あります。

1　誤った理解
2　自制の欠如
3　記憶の障害

です。

まず、まちがった健康観などの『誤った理解』は、正しい知識をもつことで訂正することができます。

たとえば、あまり好きではないけどからだによいと聞いて食べるようにしていたヨーグルトが、実は自分のからだには合っていなかったことがわかったときは簡単に止めることができます。

次の『自制の欠如』はまちがった欲求をあおったり、我慢してしまう状態です。たとえば、タバコはからだに悪いと思っていても止められない、早く寝たほうがいいのに夜更かししてしまうなど、どうしても止められないという段階です。

そして、もっと深いレベルに進行すると『記憶の障害』という段階になり、正しい指導をうけても、その正しさが理解できない深刻な状態となります。こうなると、お

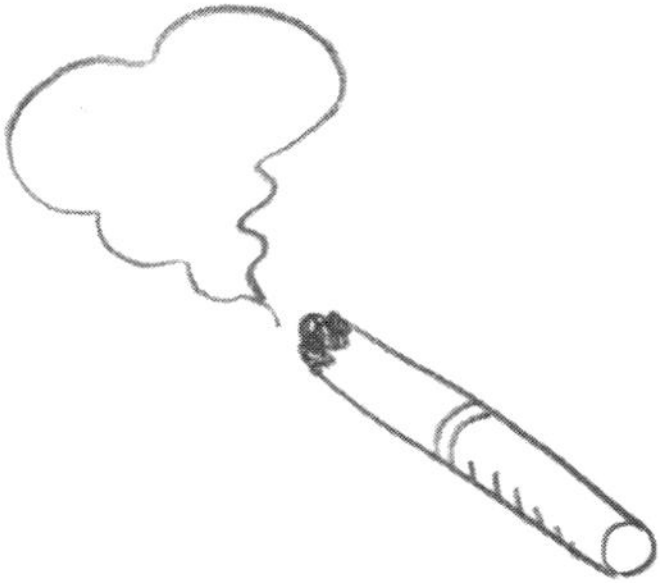

酒がよくないということすら理解できなくなり、止めろというと怒りはじめるひともでてきます。

アーユルヴェーダの古典の教科書には、『理知の誤り』の具体例として、

◎からだやこころに悪いと知っていることを行う

◎ねたみ、うぬぼれ、怒り、恐れ、無知、興奮、混乱から行動してしまう

◎悪意のある不誠実なひとと交友をもつ

◎生理的欲求を抑圧する

などが紹介されています。

西洋医学的にいっても、飲酒量に比例して脳の神経細胞が死んでいくのはたしかです。

お酒がストレスを解消していない証拠に、すぐにまた飲みたくなりませんか？　それが『自制の欠如』の段階なのです」

お酒が自然にいらなくなるとき

アーユルヴェーダのクリニックの患者さんで、オージャスが増えたことで飲酒を止めたかたのお話も聞きました。

「その男性は50代で、健康が気になるからと受診しました。もともとお酒を止めるつもりはなく、健康でおいしく飲みたいという希望でクリニックを訪れたほどでした。しかし10年経った今は、あんなに好きだったのが、あまり飲まなくなった。少なくて満足するようになったのだそうです。オージャスが増えると、心身がよい意味で敏感になり、お酒に酔いやすくなります。というか酔ったことが感覚的によくわかるようになります。

一方、ストレスの多いひとは酒に酔っても、酔っていることがよくわかりません。その結果、二日酔いになるまで飲んでしまう。

オージャスが増えると、ちょっと飲みたいという表面的な願望が満たされれば切りあげられる。いつまでも飲むことはありません」（蓮村先生）

ただ、オージャスをたくさんもっているひとがお酒を飲むと、オージャスは確かに若干減りますが、それほどダメージはないのだとか。

「また、お酒同様、過度に摂取しやすいものに、お菓子などの甘いものがありますが、特に女性の場合、それほど気にしなくても大丈夫です。

女性は根本的にカパを増やそうとする傾向があります。やさしさ、やわらかさ、重さなどの質をもつ存在なので、脂肪をつけようとする性質が元来あるわけです。男性に比べて体脂肪率は高いですよね。だからとりすぎなければ、完熟した果物、ドライフルーツなど甘いものを適量とるのはよいでしょう。ただし、白砂糖は好ましくありません。砂糖をとるのであれば未精製のきび砂糖にしてください。そのほうがミネラルなどのからだに必要な栄養素をとることもでき、さらにカパの悪化も少なくてすみます。

あと、女性ということでいえば、気をつけていただきたいのが、過度なダイエット

オージャスを乱す要因とその乱れ

○オージャスを乱す要因

ひどい怪我、過度の身体の損傷、基本物質*の損失、過度の怒り、過度の悲しみ、考えすぎ、過度の心配・不安、過度の活動、長期の空腹

○オージャスの減少の徴候と症状

恐怖、恒常的な虚弱、心配、感覚器官の痛み、顔の色・艶の喪失、陰気さ、粗野、ひどいやつれ

『チャラカ：スートラスターン17・73』より

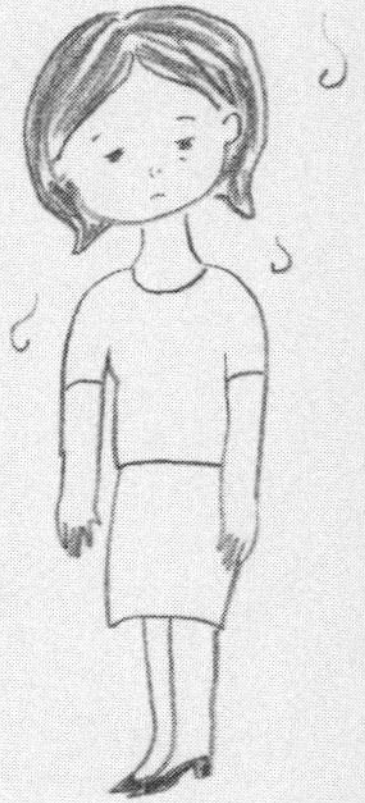

＊基本物質　食べたものがオージャスにいたるまでの間に産生される、ダートゥと呼ばれる7つの組織のことです。ダートゥとは、血漿《けっしょう》、血球、筋肉、脂肪、骨、骨髄、生殖器で、順番に代謝されてオージャスに変換されていきます。もし、ダートゥを多く失うとオージャスを失うことになります。とくに、血漿や血球は、生命を維持する大切な組織であり、これを大量に失うとオージャスが非常に減少します。

です。これは、大変オージャスを減らすとても危険な行為です」（蓮村先生）

また、極端に強い怒り、悲しい感情。このふたつもオージャスを破壊するといわれています。

激怒すると疲れますよね。それはオージャスが減るから。疲れというのはオージャスが減った証です。過度の心配、不安、過度の運動、長期の空腹、ひどい怪我などもオージャスを乱します。負の感情を強くもったときは、オージャスを増やす行為をできるだけするように、ぜひつとめてみてください。

第5章
さらにオージャスを増やしたいひとに

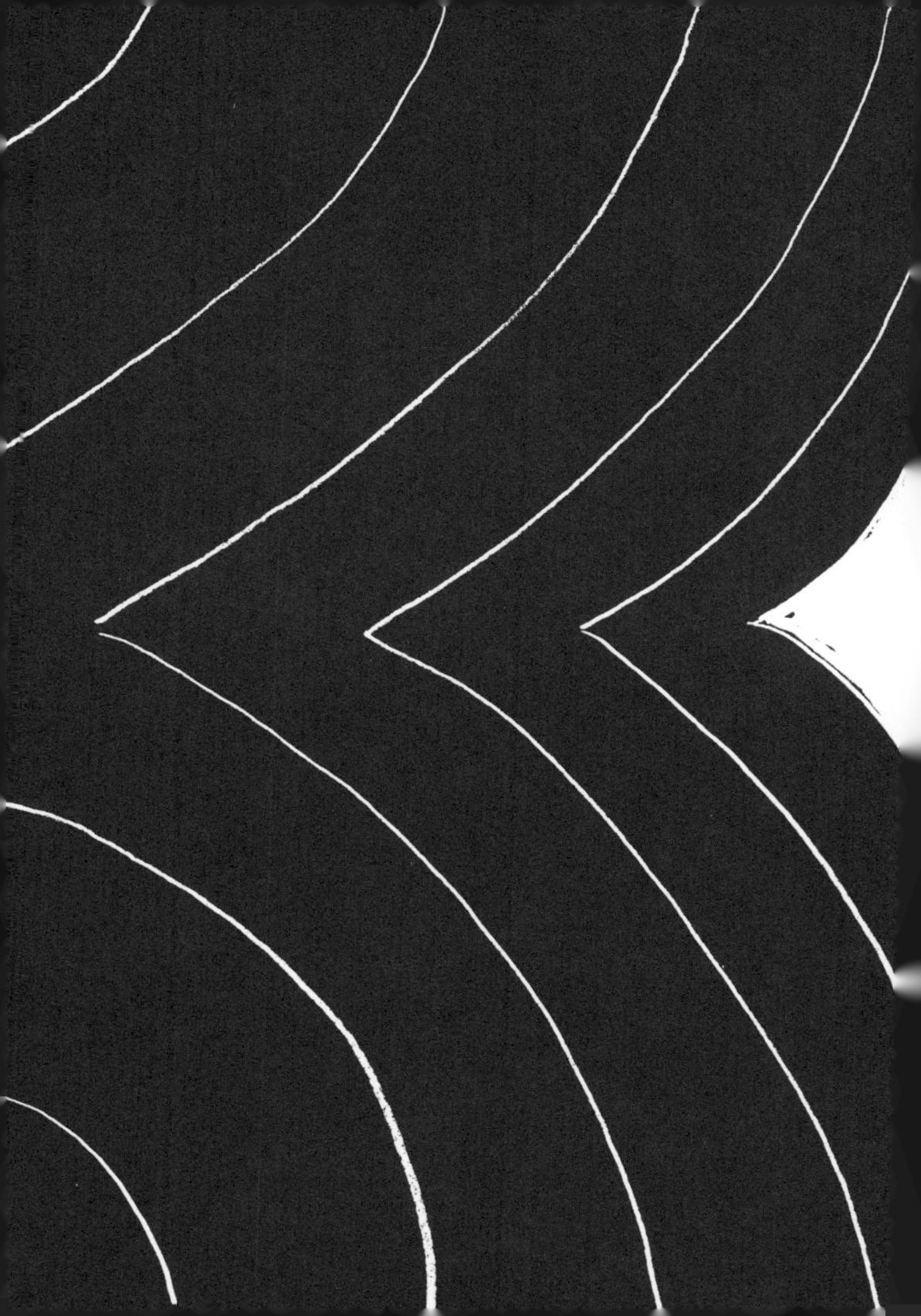

オージャスの増える3段階

オージャスは、どのように増えていくのか、もう少し詳しく説明していきたいと思います。この本を読んでオージャスを増やす実践をしはじめたあなたにも起こりうることだからです。蓮村先生に聞きました。


「オージャスが増えていく段階は、大きく3つに分けることができます。

あなたがはじめてアーユルヴェーダのクリニックを受診したとします。

そのときのあなたの状態は、毎日必死でがんばっているけれど、いらいらしたり落ち込んだりすることが多い。しかたないけど、それが『ふつう』だと思っています。アーユルヴェーダにはなんとなく興味があって一度診察を受けてみたいとやって来ました。

そんなあなたのからだには、実はアーマがいっぱいたまっているのに、自分では気づいていません。

そうして脈診で医師から『オージャスが減ってますよ。このままじゃだめですよ』といわれてショックを受けます。そこで、食事指導を受けたり、処方されたハーブを服用し、生活全体を整えていきます。
治療がすすむとだんだん状態が整って、アーマがとれてきます。
すると何が起きると思いますか?

浄化がはじまり『自分』に気づきはじめるんです。これは『自己参照性の高まり』といってオージャスがよく働きはじめた証拠なのです。

さらにその状態がすすむと、ややつらい時期が訪れます。**『ストレス解消』といって、内側にためこんでいた心身の毒素を浄化するプロセス**がはじまります。

たとえば、

◎今まではふつうに許容していたことが、実は不都合なことだとわかるようになり、それが我慢できなくなる
◎無性にムカムカして怒りやすくなる
◎小さい頃の悲しいできごとを思い出したり、古傷が痛み出したりする

でも心配しないでください。そのひとにとって乗り越えられないことは起こりません。すべては許容範囲内で起こります。

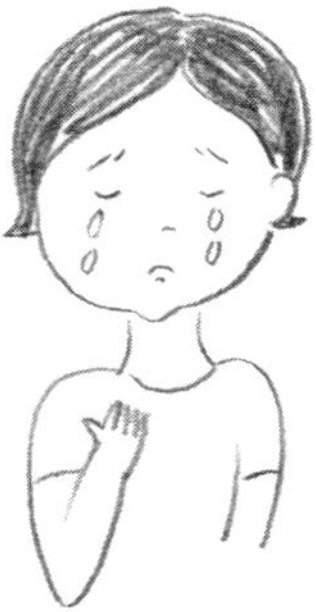

ただ、はじめての経験に、ご本人はびっくりするかもしれません。

◎まわりのひとと衝突したりして、人間関係に影響する

というようなことも起こります。でもよくよく考えると『不都合』と感じるのは当然のことで、これまでは調和のない状態に対して無理をして『ふつう』だと思っていたわけですから、不満をもたなかったことのほうがおかしいのです。

そして、さらに最終段階になると、一見不調和であるようなことは減っていき、『全体性』が整ってオージャスがいっぱいの純粋な状態になり、心身ともに良好になり、静かにおちつい

ていくはずです」

これがどれくらいの速さで起こるのでしょうか？

「それは、ひとによっても違いがありますが、一番のキーとなるのは、そのひとがもっているアーマの量。そしてそのアーマの浄化に対してどれくらい熱心に取り組めるかにかかっています」

（蓮村先生）

アーマを減らす方法

このアーマとは、ひとのからだの各器官や臓器をつなぐ管であるスロータスにたまった毒素のこと。このアーマを除去して浄化すると、オージャスはさらに増えやすくなるといわれています。

さて、アーマがどれくらいたまっているか、どうやったらわかるでしょうか。

まず、238ページからのアーマチェックシートで、自分のアーマを調べてみてください。また、このような症状が出たら、それは、アーマがたまっていると疑うことができます。

★アーマによって生じるさまざまな症状

◎精神的、肉体的疲労感
◎怠惰
◎便秘
◎気力・体力の減退
◎消化力の減退
◎食べものに興味がない
◎くりかえしツバを吐く
◎からだや気分の重さ
◎自己参照性（自分で自分の健康状態や欲求に気がつくこと）の欠如

そして、アーマを減らすには次のようなことにとり組んでみてください。
また、このアーマをうむ原因として、アグニが乱れているということもあげられます。
アーマを生み出さないためにはアグニを乱さないことがとても大事です。そのため

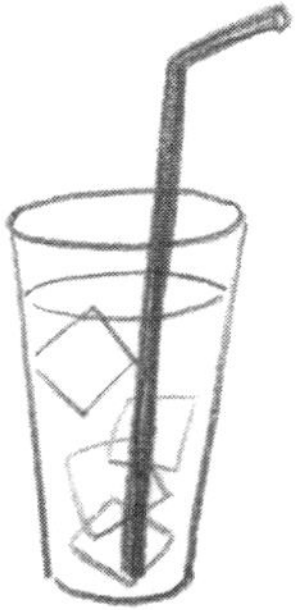

には以下のことに気をつけてみてください。

★アグニを乱しアーマをうむ原因

◎断食
◎過食
◎未消化の状態で食べること（数時間前に食べた消化途中のものがまだ胃に残っている状態で食べること）
◎不規則な食事
◎非常に重い食事
◎冷たい食事
◎つくってから長い時間が経っている食事
◎立って食べる
◎汚染された食事
◎とても速く食べる、あるいはとてもゆっくり食べる

オージャスを増やす方法5

～アーマをなくす方法～

適切な食事をとる

○消化によい、できたての、適度な油を含む食事をする
○おちついて、座って食べる
○非常に冷たいものを食べたり、飲んだりしない
○完全に空腹になってから食事をする
○昼食を1日の食事の中心とする
○夕食は軽く、早めにすませる
○適度な速度で食べる
○満腹の4分の3程度で止める
○過度に重い質の食事は避ける
（ex.油をつかった牛肉や豚肉の料理、生の魚介類、チーズやクリームなどの乳製品をたくさんつかった料理、甘い洋菓子など）

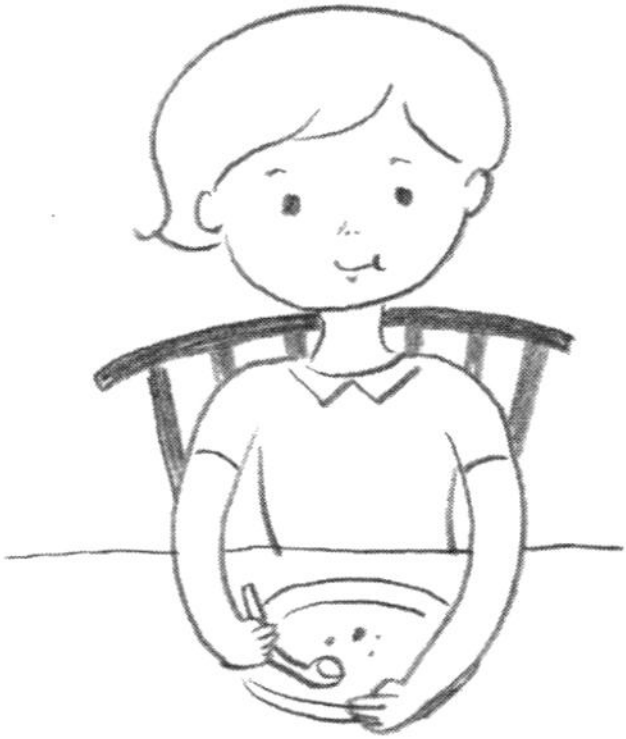

消化力を上げる

○定期的に夕食を流動食か液状食とする
（ex.おかゆや野菜のあたたかいスープなど）
○軽食にする
（ex.野菜のあたたかいスープ、麦ご飯［米を炊くときに押し麦を二割程度混ぜる］、おかゆ、あたたかい野菜など）
*○白湯を1日、3、4杯程度すする
○料理にショウガをつかう

消化管を浄化する

○白湯を1日、3、4杯程度すする
○白湯に、レモンと塩を入れてすする

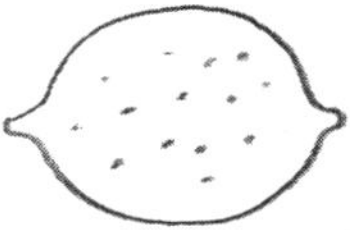

アーマを浄化する

○白湯を1日、3、4杯程度すする
○ショウガ、黒コショウ、クミン、フェンネル、などのスパイスをつかう

パンチャカルマをうける

（100ページ参照）

＊**【白湯】** 白湯の温度は50～60度が最適。冷えを感じるときは、70～80度でもOK。からだが熱い体質（火＝ピッタ）のひとは体温より少し高い40度くらいが適しています。しかし、温度は厳密なものではなく、あまり神経をつかわなくてよいです。白湯のつくりかたは203ページをご参照ください。

◎季節や時間への適応の誤り
◎衰弱したからだで食べること（病気や老衰などで体力や消化力が著しく低下した状態で食事をすること）
◎自然な欲求の抑圧（例：排尿、排便、睡眠、空腹、喉の乾き、涙、放屁、嘔吐、くしゃみ、げっぷ、あくび、呼吸、射精）

ぜひ、このようなことを参考に、アグニを強くして、アーマを減らすことで、さらにオージャスを増やすようにしてみていただきたいと思います。

消化力とこころの関係

もうひとつ、アーマとアグニの関係で、ぜひ知っておいていただきたいことがあります。

実は人間は、食べものだけでなく、とり込んだ情報を処理するためにもアグニが必要だ、という点です。見たもの、聞いたものなどの体験。これらも含めて、消化が完全に行われると、生命エネルギーであるオージャスとなるといわれているのです。

「とり込んだものがオージャスにならずに残ったのがアーマですが、このアーマ、からだに残るだけではなく、こころにもたまっていくと考えられているのです。

からだのアーマはフィジカルアーマ、こころのアーマはメンタルアーマといわれています。こころとからだは密接につながっているため、メンタルアーマが増えると、ストレスがたまり、からだも重くなり冷えてくるので、さらに食べたものを消化できなくなり、フィジカルアーマもたまっていってしまうのです」　（蓮村先生）

そもそもオージャスの豊富なひとは、アグニが強いため、たとえからだに異物が入ってきても、突然オージャスが激減するようなことはありません。それと同じで、オージャスの多いひとは、こころの浄化力も強いため、いやなものを見たり、悲惨な体験をしても、きちんと消化することができるうえ、表面には見えない、ものごとの奥にある純粋性を見出すことができるのです。

（アーユルヴェーダでは、この宇宙のすべてのものは、たとえ地獄絵のように見えることでもかならず背景に純粋性をもっていると考えられているのです）

一方、アグニが弱く、オージャスが少ないと、いつも表面的な価値にとらわれてし

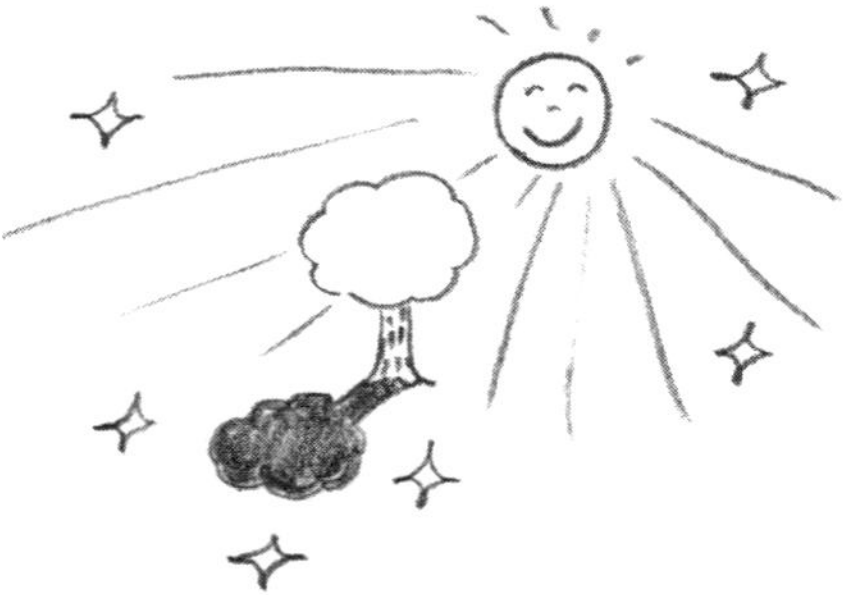

まいます。

「執着」と「憎悪」は実は表裏一体。

「前者はうわべの快楽に、後者は苦しみに『とらわれている』状態のことをさします。つまりは表面的な価値しか見えていないのです。オージャス、アグニの強いひとはそれを超えた純粋なものを常に見出せるため、なにものにもとらわれることがありません。

たとえばあなたが暗闇のなかにいるとしましょう。そこにともる灯が小さいと、影は恐ろしいほど支配的だけれど、大きな光があればすべての影を包み込んで消してしまう。ストレスとオージャスの関係がこれにあたります。ストレスは影、オージャスは灯です。

うそも思い込みもすべて影ですが、アーユル

ヴェーダではいちいちそれに対して戦いません。オージャスを増やすと、影は自然に消えていくからです」
（蓮村先生）

いま弱い状態にあるひとに、「とらわれるな」と忠告しても、精神力だけで正すのは難しいことなのです。アーマは、日常生活のひとコマひとコマに潜んでいます。それをひとつひとつ消去していくのは膨大な作業です。それよりも、そちらにコミットするのではなく、まず、アグニを強くし、そしてオージャスを増やしていただきたいのです。そうすれば、おのずと、アーマやストレスは消えていくことでしょう。

人間の成長度もわかる

アーユルヴェーダのクリニックの医師は、脈診により、かならずオージャスを診るという話をしました。

このときに、「このひとは、どれくらい自分を守る力、抵抗力が強いか」を診ているそうなのですが、これは、そのひとがどれくらい安定しているか、もっといえば人間として成長しているかをあらわしているともいえるのだそうです。オージャスは、人間の生命としての、成長度をはかるものでもあるわけです。

「もっといえば、大人はオージャスがないと本当にまずいわけです。子どもは、まだ周囲から守られるし、成長するという望みがあります。でも、時間ばかりが経ち、成長していない自分というのは、自分自身がつらいものなのです。30歳なのに中学生。20歳なのに小学生、では、人生が苦しいものになってしまうのです」（蓮村先生）

オージャスというのは、基本的には消耗品です（心臓に一生存在する8滴のオージャス以外は）。だから、常に保持する、増やすことをこころがける必要があります。

長期的に続けなければならないのは、深くてよい睡眠。短期的には、炊きたてのごはんを食べるなどの食事も大事です。ドーシャ全体のバランスをとることも、オージャスを増やすうえで大切です。どんなひとも、オージャスを増やしていくことができます。

しかも、そのひとの内的な成長がすすむと、めったなことでは減らなくなります。オージャスが増えれば増えるほど、そのひとの「全体性」があがるため、自分自身の行動や考えのバランスがとれてくる。人生の中でよい循環ができて、さらにオージャスを増やしていくことができるのです。

「大切なのは、正しい知識をもって、オージャスを増やす行為を続けること。人生は一秒ではありません。長く続くものですから、ぜひ続けてほしいと思います」

（蓮村先生）

オージャスで運がよくなるわけ

人生において、運のよし悪しというのは、確実に、自分の状態というものが深く関

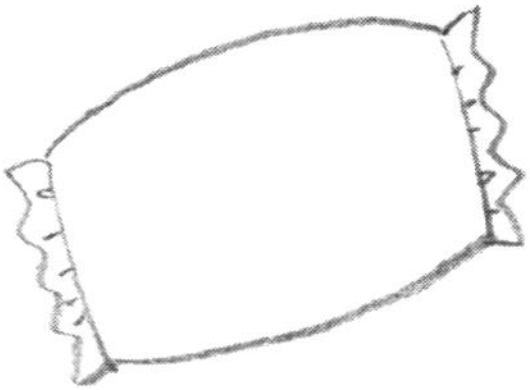

係しています。

自分のありかたが、宇宙、自然のありかたと一致していることが大切なのです。

自然の知性は、宇宙、地球どこにでもあって、わたしたちのからだの中にあるそれとシンクロするといわれています。あなたの行動や決断が自然の秩序に沿うものになっていくにしたがって、自然の知性はかならずあなたに好意的になり、より大きなサポートをしてくれるようになるのです。自然があなたを支援してくれるようになるのです。

この現象をひとは「運がよい」といったり、「人生がよくなった」と感じたりするようなのです。

しかし、自然の秩序に背いた行動を続けていると、不調や病気、望んだことが叶わないという状況に陥ってしまいます。

自然を味方につけること。それが、調和的に暮らしていく上で非常に大切なことなのです。そのときに重要なキーとなるのがオージャスなのです。

オージャスが増えると、ひとは心身ともに健康になります。これにより、運がよくなり、人生全体が調和的になっていく。それは、自分の力で変えていけるものなのです。その第一歩がオージャスを増やすことです。

オージャスで美しい人生を

すべてのひとの中にオージャスは、存在しています。

いまこの文章を読んでいるあなたの中にも、この瞬間にも存在しています。

オージャスは、体験としても、もともとみなさんがよくわかっていることでもあります。

「たとえば、美しい景色が目の前に広がったときの感動。そのときの解放感や至福感。あれは、オージャスの体験です。

あるいは新鮮な材料をつかった、香りのとてもよい、おいしい食事。あの感覚も、オージャスの感覚です。

新鮮でおいしい、できたての料理にはオージャスがたくさんあります。

一方、つくってから時間が経ってしまった料理、あたためなおしたものは、つくりたての料理に比べて、おいしいとは思えないはずです。お腹いっぱい食べてもまだ何か食べたくなってしまったりする。これらは、オージャスをとりきれていないからなのです」

（蓮村先生）


ビタミンやミネラル、カロリーといった数値ではかることができる栄養素を満たす、という部分的な価値もときには大切です。

でも、同時に、オージャスという観点で、食事をはじめ、さまざまな局面で、体験を増やしていただきたいのです。

すばらしい自然も、おいしいできたての食事も、一度食べたらみなさん、忘れられない体験となるのではないでしょうか。

どうぞ、オージャスを増やしてください。

そうして、ご自身の生命を「全体」として輝かせ、美しくなり、ひとを愛し、愛さ

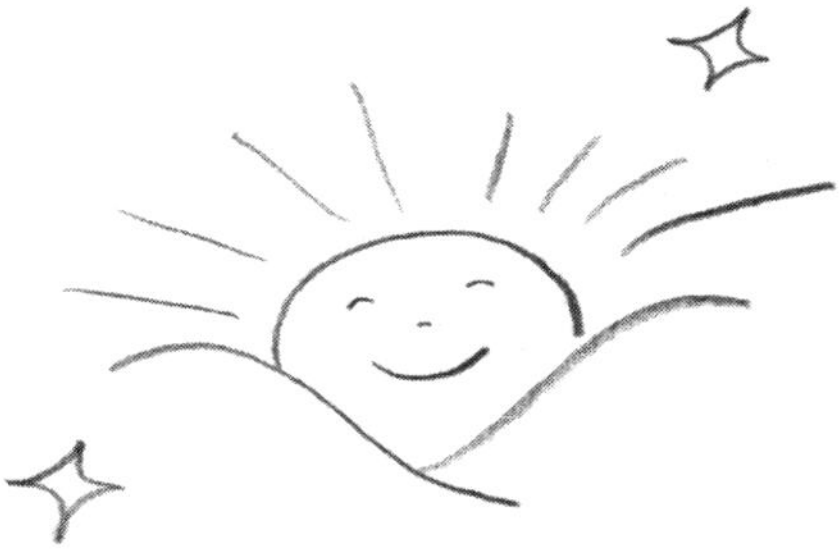

れて、運をあげて、調和的でしあわせな人生を
たのしんでください。

ちょっと休憩

オージャスが増えるとモテるのだ！

オージャスの多い女性って

服部　蓮村先生、オージャスって、サンスクリット語ですよね。

蓮村　そう。直訳すれば、生命のいきいきとした質。過去には「たんぱく質」と訳されたことがあったみたいだけど、それはまちがい。生命エネルギーとか、活力素、活力源、なんかが近いよね。

服部　ちなみに「ゴージャス」とは関係あるのかしらん。

蓮村　確かに音が似てますね。オージャスとゴージャス。

服部　わたし、はじめてアーユルヴェーダのクリニックへ行ったとき、「ここの

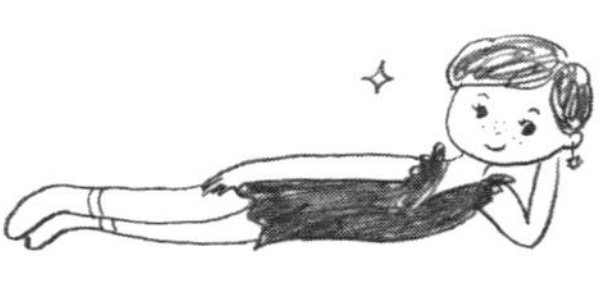

蓮村　看護師さんたち、みんなオージャスが多そうだなあ」って思ったんです。思わず膝枕したいようなひとばかりだなあ、こうなりたいなあって。ふむふむ。

服部　健康そうなのはもちろんのこと、なんか、やわらかい、やさしいムード満点なんですよね。

蓮村　服部さんも出会ったころと比べたら、オージャス増えましたよ。カサッカサな印象だったけど、とってもしっとりしてきました。

服部　わー、ありがとうございます。実際、風邪をひきづらくなったとか、肌の具合が変わってきたとか、いろいろな場面で、オージャスが増えてきたことを実感しています。一番わかるのは、周囲のひとの自分の扱いかたが変わったことかな。以前より自分のことをみんなが大事にしてくれるようになった気がします。

蓮村　それは、服部さん自身が、自分のことを大事に扱うようになって、オージャスが増えてきた証拠だよね。ちなみに僕がね、診察したひとで「ああ、とても美しい女性だなあ」と思ったひとがいるんだけど、何歳くらいだと

服部　思う?

蓮村　えー、30代半ばくらい?

服部　いや、60歳近いかた。オージャスが多いひとって、本当に魅力的ですてきなんですよ。色っぽいの。かわいいですし。そういうひとに(色っぽい声で)「せんせっ」なんていわれると、ドキドキしちゃいますよ。

蓮村　ものすごくすてきな旅館の女将さんとか、そういうイメージ。

服部　はい。存在がね、スイートなんですよ。実際に、オージャスが多いひとって口の中が甘く感じているし、そのひとの近くに行くと、炊きたてのお米のような甘い香りがするの。自分自身の(こころの)内側にも甘い感覚があって。

蓮村　そこもまたすてき。そりゃ、オージャスが多かったらモテるわなー、って感じです。目先の「モテ」じゃなくて、本気で男性からも女性からも、モテる感じ。愛されるひとになる。

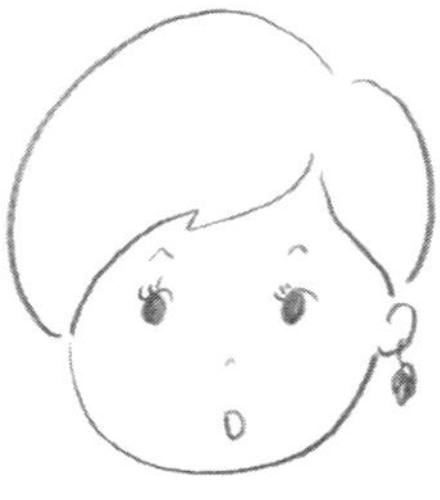

蓮村　だいたいオージャスが多いひとは、自分のことモテるとかモテないとかそういうことがあまり気にならなくなりますよね。ひとと自分を比べてうらやましく思ったりもしませんし。なぜなら自分に充足感があって満たされているひとは、よろこびがいつもあるから、ひとにやさしくできるんですよね。そしてひとを愛するひとは、自動的にひとからも愛される。

服部　そうやって、いいスパイラルができるわけですね。オージャス少ないと、お肌はカサカサして、「わたしダメだー」ってなって、ギスギスして、ひとにもつらくあたってしまって、「わたしのこと見て〜ッ、愛して〜ッ」となっているから、人間関係がいつもゴタゴタする。しかもそういう波長のひとばかり集まってきてしまって、まわりのひとのことをきらいになり……。まさに負のスパイラルですね。

蓮村　人間関係って、ある引力が働きあっているんですよ。自分が何を発しているか、自分では気づいていないことって多い。オージャスが

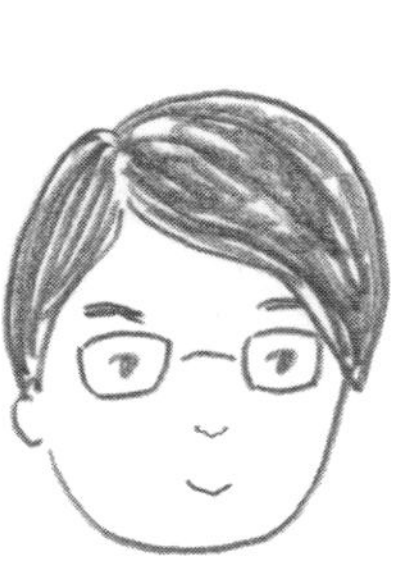

少ないうちというのは、自分の中で、「思い込み」に縛られてしまうんですよ。

服部　たとえば？

蓮村　簡単にいえば、オージャスが少ないときって、自分自身が不自由なんです。そのこと自体に気づけないですし。一見、お金をもっていて自由そうなひとで、自分は好きなことをして、好きなものを食べて、好きなように生きているつもりでも、たとえば、人間関係や、自分の生きている環境の中で、そのひとは、実は、不自由だったりする。自分が発するものにとらわれすぎていたり、ね。いくら物質的に恵まれていたとしても、どうしてこんなことが？　というようなことが起こったり、いらいらしたりしていることって、よくありますよね。

逆にオージャスが多いと、ひとは、「特定の偏り」にしばられていない。本当の意味で、自由なんです。つまり、自分がまさに望むことを選択できる。そして、起こるべきことや起こってほしいことが起こり、起こるべきではないことや、起こってほしくないことは起きない。

服部　「願望、即、成就」の世界に近づいていくわけですね。そこへこそ、行きたい！

蓮村　そう。オージャスがきわめて高いひとというのは、願望をもつことと、それが叶うことが同時に起こる。たとえば、「りんごが食べたい」と思えば、もうそのときは、手にのっていますからね。

服部　好きと思った瞬間に、その相手と抱き合っているって世界ですね。すばらしいです。

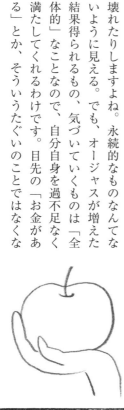

蓮村　自分のほしいもの、大切なものを得たいならば、オージャスを増やすのが早道です。なぜなら、多くの場合、人生で得たものは、いつか失ったり、壊れたりしますよね。永続的なものなんてないように見える。でも、オージャスが増えた結果得られるもの、気づいていくものは「全体的」なことなので、自分自身を過不足なく満たしてくれるわけです。目先の「お金がある」とか、そういうたぐいのことではなくな

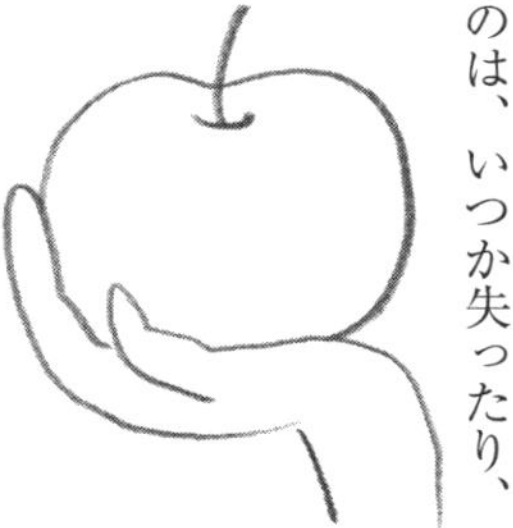

ります。そしてそれらは、社会の中で得るものなので、結果的に、自分の環境が満たされるから、自分自身が安定するのです。

服部 一見哲学的だけれども、体験するとその意味がわかってきますよね。自分でオージャスが増えてくると、よい体験、調和がとれているなあという体験がどんどん出てくる。だいたい、オージャスが物質で、食事や行動で増やせるという点もすごくいいと思います。

女性は男性を育てる存在

服部 ところで、オージャスが増えると自然にモテるわけですが、フェロモンとは何か関係があるんでしょうか。

蓮村 フェロモンは、限局された一部の要素を指しています。オージャスはあくまで、アーユルヴェーダの「全体性」の中での表現なんだよね。

服部 有機的に、ホリスティックにとらえた世界での物質、ということですよね。確かに、フェロモンたっぷりの女のひとが、全体性があるかどうかわかっていうと、わからない。女の武器で、したたかに男を落とすこともできますものね。

蓮村　ええ。でも、女性は本来、男性を惹きつける存在だから、フェロモンむんむんでもかまわないですよ。

服部　ええっ⁉　それは単に先生の好みの問題では⁉

蓮村　いいえ、そうではなくて、そもそも女性というのはどういう存在か、知ってほしいんです。女性の核になる質は「母性」です。すべての女性が母性をもっています。結婚している、子どもがいる、仕事をしている、もちろん、年齢にも関係なくです。「すべての女性は母性をもち、何かを育む存在として自分の力を他者のためにつかう」と、このようにいわれています。

服部　「育てる性」なのですね。男性を惹きつけることで男性を育てているわけだ。

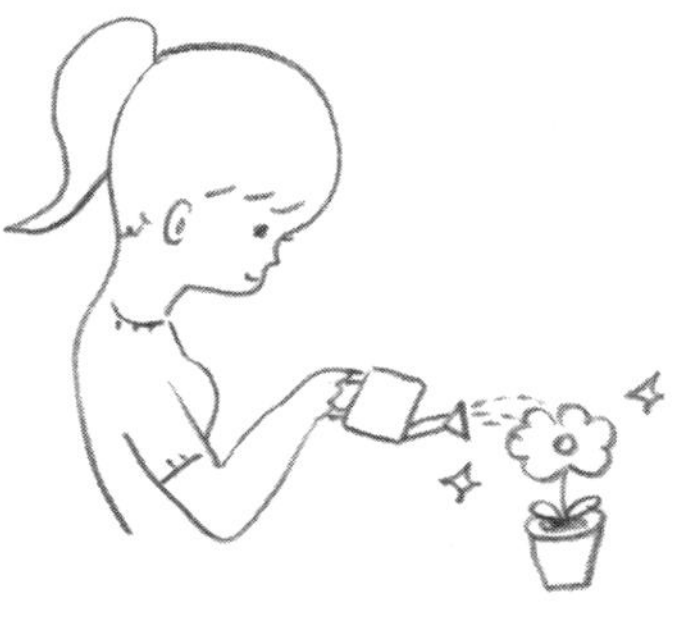

蓮村　そうです。パートナー、周囲のひとびと、そして自分に対して、育てる、ということを行う存在です。そして忘れてはならないのが、加齢とともにフェロモンは減っていくかもしれないけれど、オージャスは減るものではないということ。むしろ、年齢とともに増えていく。そのひとが、ひととして成熟し、成長していくと、オージャスは増えていく。年をとればとるほど、女性は魅力的になっていく、ということなんです。

服部　すてき。ちなみに仕事をバリバリしている女性でも母性はありますか？

蓮村　もちろん。今、社会を動かしている中心が男性なので、仕事をする際、つい男性的な働きかたが求められますが、「女性という性を大事にしながら働く」ということはとても大切なことです。女性は自分がいるその場所において、他者の潜在的可能性を引き出し、そのひとの資質を120パーセントまで表現できるように助ける技術を学び、開発していくことが大切です。

服部　それって、子どもを育てることだけをいってるんじゃないんですね。

蓮村　そう。女性がもっているその母性には、精妙な知力、大きな愛にあふれた

服部　こころ、そして洗練された直感力があるんです。
蓮村　すごい‼　わたしにもある？
服部　もちろん。もうずいぶんそれが発達してるんじゃないですか？
蓮村　本当に⁉　でも前に比べたら直観もよく働くようになったように思います。
服部　女性はね、そうした質を発揮させることが、女性としての役割を果たす本質なんです。
蓮村　つまり、育てる存在、ですね。
服部　そう。どんどんオージャスを増やして魅力的になりながら男性を惹きつけ、そして、その母性でぜひ、異性を育てていってください。
蓮村　はい！

相性のよいカップルとは

服部　ヴェーダの知識の中には、ジョーティッシュという占星術もありますよね。インドでは、結婚前にかならずふたりの相性をその占星術で見るって聞い

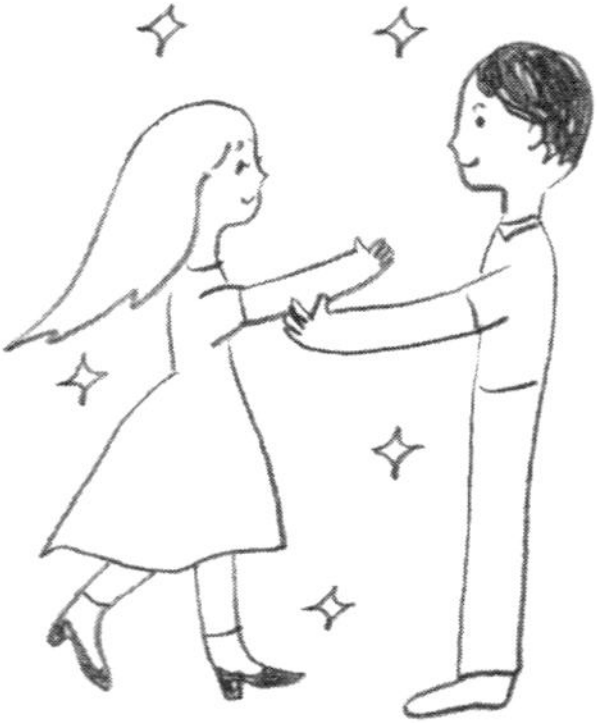

たことがあります。相性がよくない場合は結婚しないほうがいいとか。相性がよければお互いに会うことなく、親たちだけで結婚を決めてしまうケースもあると聞いたことがあります。

蓮村　うまれたときの星の配置で、相性がわかるんですよね。

服部　この際だから、オージャスがあがってきて、モテはじめたあとの対策とい

蓮村　うか、カップルの相性についてもうかがいたいです。
相性のことは、いろいろな要素から見る必要がありますから、一概にはいえませんが、相性がよくないふたりの場合は、お互いにいろいろ摩擦が起こって、消耗をします。健康、仕事、経済……いろいろなことがうまくいかなくなる。一方、相性がよいと、ふたりでいることがプラスに働くから、仕事の面でも健康面でもお互いによくなっていき、こころが安定してきたり。

服部　なるほどー。よい相性の見分けかたは？

蓮村　健康や仕事、あるいは経済や夫婦生活といったふたりの関係がよくなるだけじゃなくて、そのふたりがいっしょにいることで、まわりのひとたちにも幸福やよろこびをもたらすカップルはとてもよい相性といえるでしょうね。

服部　あー、ときどき、いらっしゃいますね、そういうカップル。

蓮村　相性のよいカップル、よい夫婦というのは、発展するのです。物質も人間関係も健康も。ぜひみなさんには、そういう相手と結婚していただきたい

服部 ですね。でも、なかなかいないんですよね。

蓮村 ぎゃーっ。

服部 でも、かならずいます。誰にとっても、そういう相手はいます。

蓮村 先生、どうやったら相性のいいひとを見つけられますか？

オージャスが高くなると、自然に見つかるようになりますよ。オージャスが多いひとは、異性から見て魅力的ですから、選択肢が増えますね。でも、若いひとには、できるだけ相性のよいひとを見つけてもらいたいです。なぜならそのひと自身の成長度がまだ低いからです。よい相性によって、自分の成長を助けてもらう必要がある。

服部 よい相性が、ひとを成長させてくれる⁉

蓮村 そうです。でも、40歳を過ぎているひとは、若いひとよりずっと成長していてオージャスが増しているから、それほど相性にこだわらなくていい。オージャスが増えると、こころに偏りが減ってきて、純粋でおだやかな状態になってくるんです。すると、多少相性が悪くても、相手と調和的になっていくことができるというわけです。

服部　オージャスが増えると、「たのむ、愛してくれ〜」というよりも、「愛する」ということにコミットするようになる気がする。それは自分にとってもすばらしいことなんですね。これはやっぱり、オージャス増やさないと！

蓮村　はい。それが一番大切ですね。

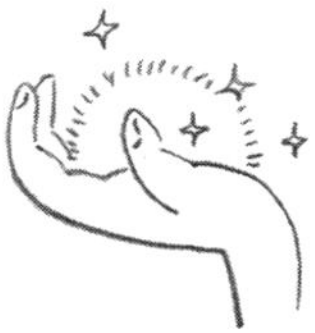

第6章
オージャスとあなたの魅力
オージャスと恋愛の傾向

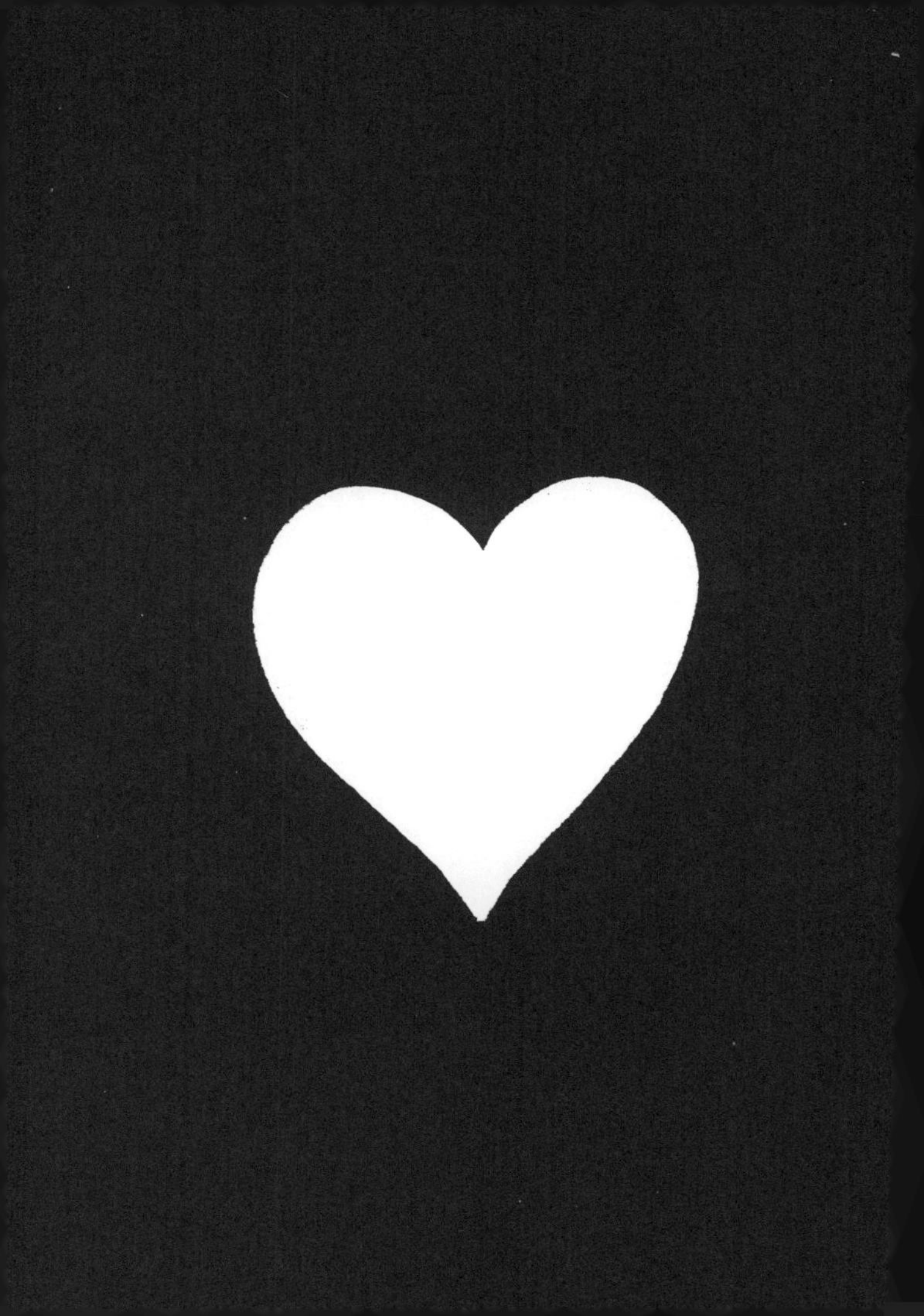

自分を知る

オージャスが増えたあと、あなたは、どんなあなたになるのでしょうか。

モテる、強くなる、元気になる、肌がつやつやになる、こころが安定する——。

たしかに、そういったことが期待できますね。

しかし、その中でもとても大切なことは、

◎自分自身の本来の魅力を発揮できるようになる

ということなのです。

アーユルヴェーダがとてもユニークな理由のひとつに、「ドーシャ理論」があることだと思っています。

34ページに簡単に紹介しましたので、そちらもあわせて見ていただきたいのですが、ドーシャには

◎ヴァータ（風）

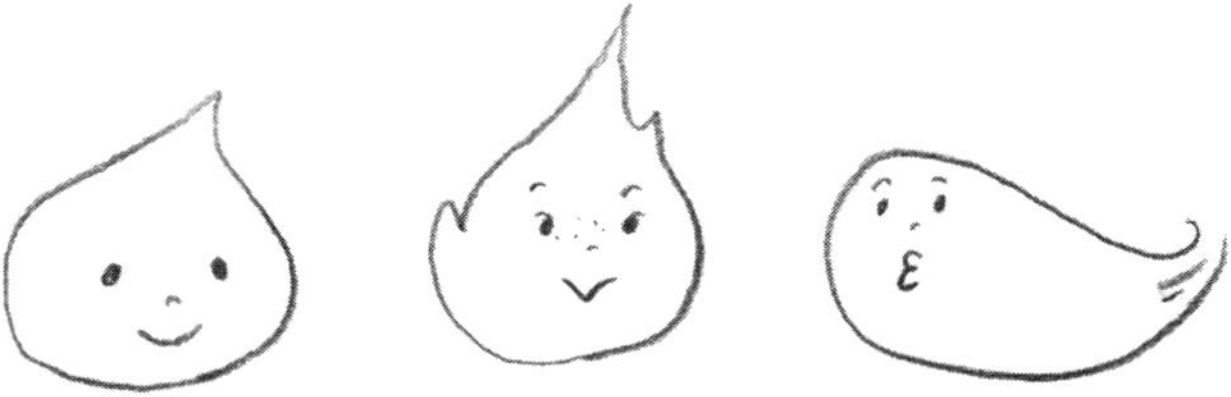

◎ピッタ（火）
◎カパ（水・土）
があります。

この3要素によって、自然界は成り立っていると考えられているのですが、ひとの体質も同様に、この3つでできあがっている、と考えられています。

ひとは、この3つの要素をもっているものなのですが、比率によって、そのひとの体質が決定します。

たとえば、ヴァータ7、ピッタ2、カパ2ということであれば、ヴァータ体質、というように。

体質は、ヴァータ体質、ピッタ体質、カパ体質のほか、ヴァータ・ピッタ体質、ヴァータ・

カパ体質、ピッタ・カパ体質、そして3つを完全に同じだけあわせもつヴァータ・ピッタ・カパ体質があります。

正確にみるには、専門の医師に脈診でみてもらうのがよいのですが、224ページからのチェック表でもみることが可能です。

生まれたときに、自分の体質は決定していて、それが「本来の自分」ということなのですが、これはプラクリティチェック（226ページ）で調べることができます。またその本来の自分から、どれだけドーシャを乱しているかは、ヴィクリティチェック（233ページ）で調べることができます。まず、ご自分でチェックをしてみてください。コツは、直感で答えていくこと。あまり考えすぎないことです。質問にすぐに答えられないときは、「自分はどうかな？」と誰かに聞いてみるのも手です。まず、自分が何体質かチェックしてみてください。

体質別　オージャス増量後の自分

その上で、体質別に、オージャスが増えたときに、女性自身にどのような魅力が発揮されることが予想されるか、蓮村先生に聞いてみました。

ヴァータ体質、ピッタ体質、カパ体質についてそれぞれ説明がありますが、もし自分がヴァータ・ピッタ体質など、ふたつのドーシャが混じっている場合は、両方を読んで参考にしてみてください。

ヴァータ女子

★ヴァータ女子の特徴

◎風から連想される質をもつ

機能、動き、連絡の質。軽く、動く、冷たい、乾燥、澄んでいる、不規則など

◎細身でスタミナがない。明るくて快活。前向きで、想像力が豊か。順応性があり理解力があるが、持続性に乏しく飽きっぽい。不安、心配になりやすい。行動が素早く、歩くのも速い

★オージャスが増えると？

◎ヴァータは、3つのドーシャのうちで一番乱れやすい性質があるが、オージャスがたくさんあると、調和的になり守る力が増えるため、ヴァータの質が乱れなくなる

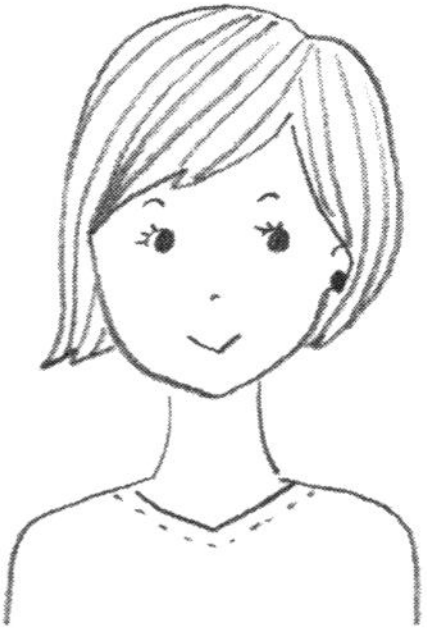

（ヴァータが乱れるとは、たとえば、風にたくさんあたったあと不安定になる、大音量の音楽を聴くと疲れるなど）
◎本来の軽やかさが際立ち、何でも率先して行動するようになる
◎よくも悪くも忘れやすく、怒ったりしたことやいやなことをすぐに忘れることができる
◎明るいムードになり、いるだけで空間が華やかに

★オージャスが少ないと？
◎うるさくなる。ガサガサしたムードになる。本人自身のまとまりがなくなり、まわりに迷惑をかける
◎ものをよく壊すようになる

◎見た目はギスギスした感じになる。不健康なムードでやせてくる。肌はかさかさして、髪の毛はばさばさになる。顔色は褐色に。顔色がくすみ、悪くなる（黒っぽくなる）

★オージャスが増えたヴァータ女子を好きになりやすい男性は？

◎おっとりとおだやかで、ゆったりと安定しているカパ男子。ヴァータ女子の快活さ、俊敏さをまぶしく感じるはず

★夜の営みの特徴は？

◎単調。変化を好むが、持久力がないので長くはできない。妄想は多いが、行動は伴わない。単調だとあきてくるし、長時間経つと疲れてしまう（オージャスが増えたあとによってくるカパ男子は、セックスが強いので、ここはよく注意し、工夫をすること）

ピッタ女子

★ピッタ女子の特徴

◎火から連想される質をもつ
メカニズム、変換の質。熱い、鋭い、軽い、辛い、流れるなど

◎中肉中背。暑さに弱く汗かき。情熱的で知的。勇気があってリーダー気質。短気でやや怒りっぽく、完璧主義。持続力は中程度。正確な行動で律義を守る傾向がある

★オージャスが増えると？

◎シャープになる。より賢くなり、論理的になる。情熱的で勇敢になる

◎情熱的で、困難があってもがんばれるようになる

◎目がきらきらして、スター性が出てくる

◎肌は透けるような感じで、しっとりと透明感が出る。髪の毛はやわらかい感じに

★オージャスが少ないと？

◎怒りやすくなる。攻撃的になる。言論が激しくなる

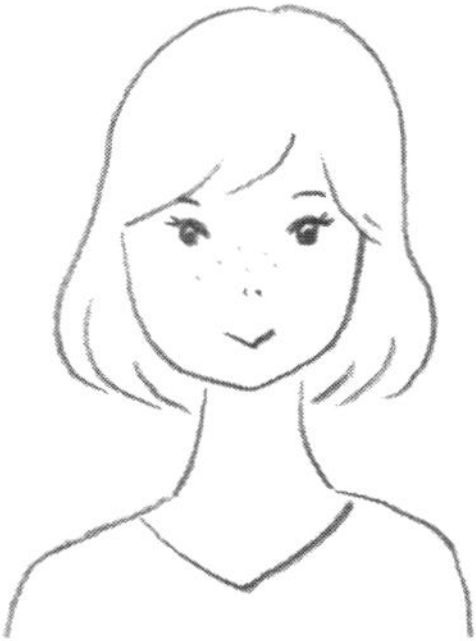

◎行動も激しくなる。ひとを厳しくしかるようになる
◎皮膚にトラブルが出て、赤くなり、かゆみが出る
◎目にトラブルができる

★オージャスが増えたピッタ女子を好きになりやすい男性は？

◎明るくてさっぱりとして、ものごとを忘れやすいヴァータ男子。根にもたない性格が功を奏しうまくいくはず（ちなみに、カパ男子は、ピッタ女子のことが苦手。激励されるのが苦手であるため）

★夜の営みの特徴は？

◎有言実行型。確実にやる。妄想はしない。

ほどよく体力があり、確実にたのしむ（ただし、ピッタが乱れると、セックスもがんばりすぎるため、オージャスを減らしがちに。ピッタのついがんばってしまう性質に注意するとうまくいく）

カパ女子

★カパ女子の特徴

◎水と土の質をもつ

構造、カタチ、重さ、硬さの質。重い、やわらかい、冷たい、遅い、湿っているなど

◎体格がよくて太りやすい。体力、持続力がある。こころがおちついていて寛大。温厚で献身的。愛情深い。理解は速くないが深い。ゆっくりした動作で辛抱強い。ものごとに執着し、ため込む傾向がある

★オージャスが増えると？

◎ぽっちゃり型だが、そのぽっちゃりをいやだと思わなくなる。やせているひとをう

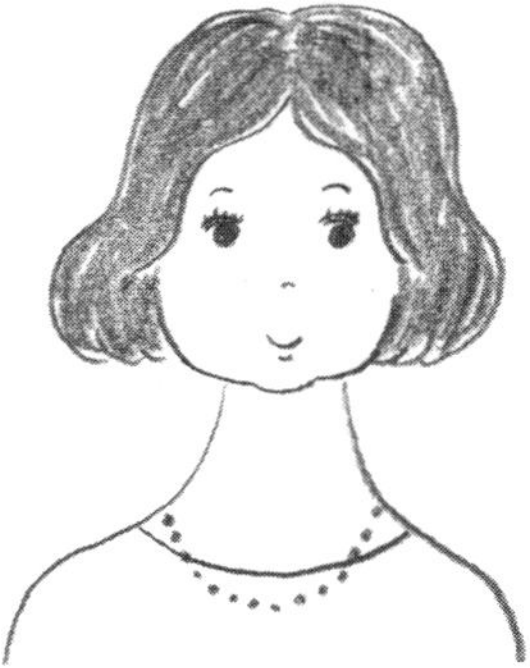

らやましく思わなくなる
（誰かがうらやましいのは、ドーシャが乱れているせい）
◎肌がしっとりして、性的な魅力がアップする
◎やさしく愛情深くなり、おだやかで、まわりを安心させる豊かな魅力であふれる

★オージャスが少ないと？

◎ふんわりとしたやさしい、豊かな感じがなくなり、不安定になる
◎太っていることが気になってくる
◎消耗した感じになる

★オージャスが増えたカパ女子を好きになりやすい男性は？

◎ヴァータあるいはピッタ男子（こころが不安定になりがちなヴァータ男子はカパ女子の安定におちつきを感じ、気持ちがきつくなりやすいピッタ男子もカパ女子のおっとりとした質に癒される）

★夜の営みの特徴は？

◎前戯に時間がかかり、スロースターター。体力があり、強い（ヴァータ男子だと、ものたりなく感じるかも）

体質別　男子への傾向と対策

それでは、逆に、体質別の男性の特徴や、その男性へのアプローチ法は、どうなのでしょうか？　どんどん興味がわいてきて、蓮村先生に聞いてみました。

ヴァータ男子

★ヴァータ男子の特徴

◎からだは細くて、朝と夕方といっていることが違う。ヴァータが乱れると不安定に

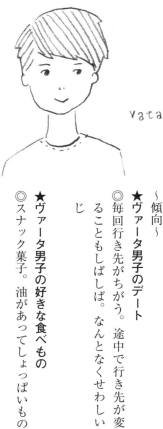

〜傾向〜

★ヴァータ男子のデート

◎毎回行き先がちがう。途中で行き先が変わることもしばしば。なんとなくせわしい感じ

★ヴァータ男子の好きな食べもの

◎スナック菓子。油があってしょっぱいもの

★ヴァータ男子の弱点

◎からだが冷えること。騒音のあるところ。風が吹いているところ

〜対策〜

★ヴァータ男子にぴったりのデート

◎沖縄やグアムなど、あたたかくて静かな場所。海へ行ってまったりする。温泉。寒い冬にスキーへ行ったりするのはＮＧ

★ヴァータ男子にするとよいこと

◎あたたかいスープを飲むとおだやかでいい感じになる

◎触られるのが好きだから、オイルマッサージをしてあげるとよろこぶ（ムーディに色っぽくしてあげると、妄想でいっぱいになってよろこぶ）

〜おまけ〜

◎ナチュラルメイクが好きか、あまりこだわらない

◎食事にもこだわりがない。遊びやおしゃべりに夢中になると食事を忘れてしまうが、空腹がつづくと不安定になるのできちんと食べさせること

◎ヴァータが乱れると不安定になるため、「そのひとにとってするとよいこと」をしてあげるようにする

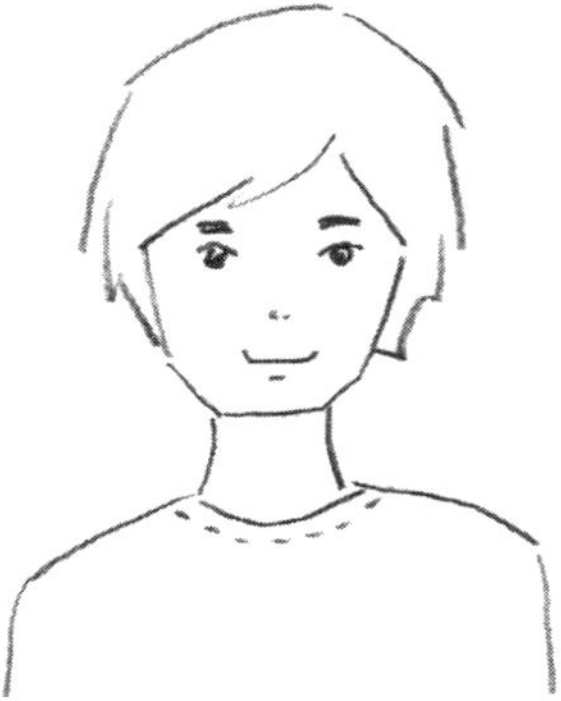

ピッタ男子

★ピッタ男子の特徴

◎中肉中背でタフ。乱れると、よく怒る（猿のように）

～傾向～

★ピッタ男子のデート

◎ゲームセンターのように刺激的なところ。映画も好き

★ピッタ男子の好きな食べもの

◎辛くて刺激的なもの。焼き肉やカレーなど

★ピッタ男子の弱点

◎競争。熱くなること。暑い場所。お腹がす

くこと
〜対策〜

★ピッタ男子にぴったりのデート

◎湖畔の美しい避暑地。涼しいところ。寒い地域。プール。卓球など競争するものは、燃えすぎるのでNG

★ピッタ男子にするとよいこと

◎いつも「はい」といってあげる
◎ひとりでもくもくと集中できる環境をつくってあげる。しかも集中しているときは絶対に邪魔をしない（なぜなら一番それが腹の立つことだから）
◎美しいものを見せる
◎ヘアやメイクを美しく。装飾品はかならずつける（キラキラしたものが好きだから。かっこが悪い、清楚、貧乏くさいかっこうはきらい）
◎冷房をかけるなど涼しくすること

〜おまけ〜
◎とにかくお腹をすかさせないこと。デート中など何かあったらすぐに食べものを差し出せるようにしておくように
◎サラダを食べさせる。ただし酸っぱいものがきらいなので、ビネガーなどは少なめに。オリーブオイルなどを多めで
◎常夏の果物のジュースもおすすめ。様子がへんだなと思ったら、すぐに飲ませる
◎様子がへんなときは、麦茶に砂糖を入れて飲ませるのもよい

カパ男子

★カパ男子の特徴
◎ぽっちゃり、ゆったり型。愛情深い。食べるのが好き

〜傾向〜
★カパ男子のデート
◎毎回同じ場所や店に行こうとする。じっとしていてあまり移動はしない。たとえば、

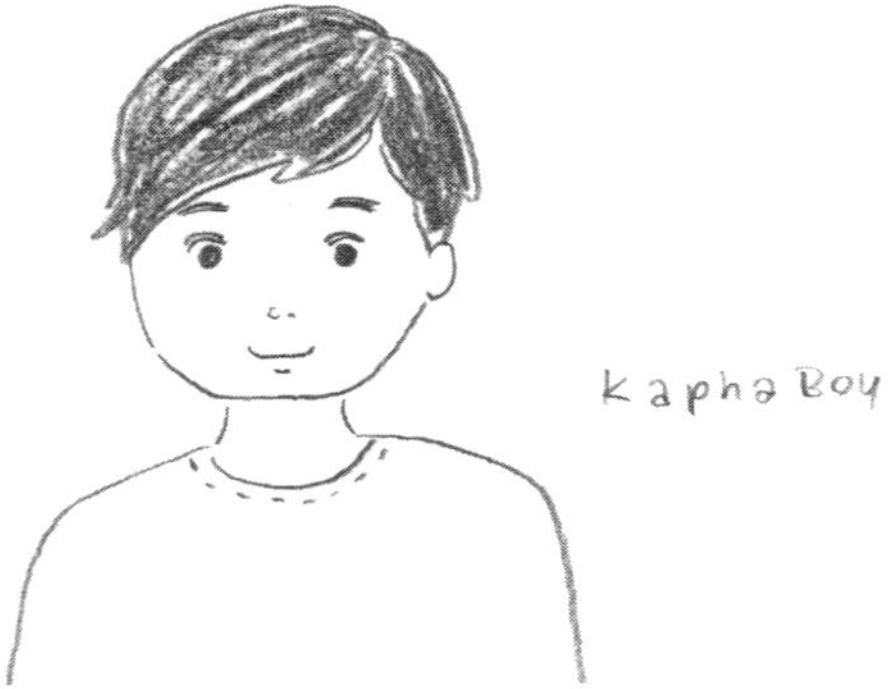

まんが喫茶でまんがを読む、あるいは食べることが大好きなので、おいしいものを食べに行こうとする

★カパ男子の好きな食べもの

◎甘いもの

★カパ男子の弱点

◎冷えること。励まされること。焦らされること。運動を強いられること

〜対策〜

★カパ男子にぴったりのデート

◎よく歩くデート。寒いところはからだが冷えるので、あたたかい場所でからだをよく動かす（からだを動かすのは好き）。ハイキ

ングなど

★カパ男子にするとよいこと

◎とにかくやさしくする。ほめる
◎美食家なので、食べるものが好き。ただし太りやすいので、カロリーの高くないおいしいものを食べさせる
◎やさしくて明るい女の子が好きだから、ナチュラルメイクで。シャープなメイクはNG。自然な、ふわっとした感じに女性がしているとうれしい

〜おまけ〜

◎こころに秘めたものがあっても、なかなか外に出てこないため、やさしくすること。いつもほめること
◎カパ男子は、いろいろなものがたまってくるとうれしい。相手が太ってくるとうれしい。脂肪、冷蔵庫の中身、ごみ箱、なんでもたまっているのがうれしい
◎セックスが強いので、自分が強くない場合は、昼間にたくさん運動をさせるとよい

ちなみにですが、オージャスが増えれば、原則としては、どのドーシャどうしの組み合わせでも、うまくいくといわれています。

*ここで紹介した内容はあくまでもひとつの傾向ですから、もちろんあてはまらないひともたくさんいます。一番大切なことは、いつだって相手に愛情をもって接するということです。

第7章

わたしとオージャス
オージャス増量
かくのごとし

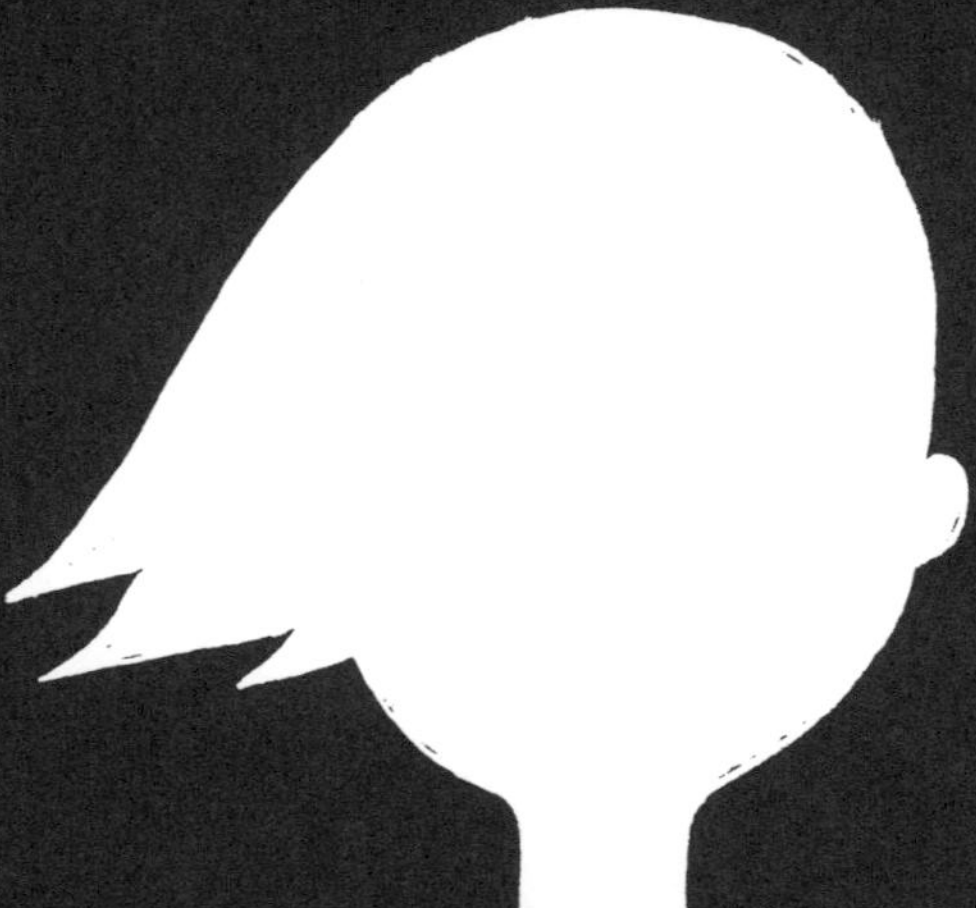

最後に、わたし自身が、オージャスを増やすために、具体的にどのようなことを生活にとり入れているのか、ご紹介してみたいと思います。

わたしが、アーユルヴェーダの知識に触れて、すぐにはじめたのは、白湯を飲むことと、オイルマッサージです。

白湯からはじめました

白湯を飲むことは、体内の浄化を促しますから、オージャスを増やす基盤をつくるようなものだと思っています。配管の掃除をしている、とイメージするとわかりやすいかもしれませんね。

からだの管がきれいになっていき、からだがあたたまれば、それだけ、とった食べものが吸収されやすくなるわけですから、ぜひとり入れたい方法です。

朝起きると1杯。あとは食事中に。仕事の合間などもポットに入れて持ち歩き、飲んでいます。氷入りの冷たい飲みものは、ほとんど口にしなくなりました。おいしいと思わなくなったからです。

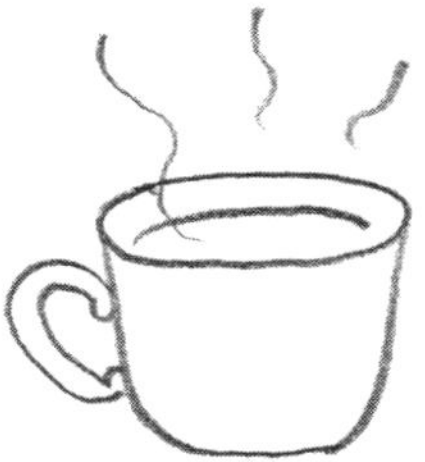

オイルマッサージでしっとり

次にはじめたのは、あたたかいごま油をつかったセルフオイルマッサージです。これも、ほぼ毎朝、白湯を飲んだあと、裸になり、大きなバスタオルを敷き、（1回100度までに熱した）太白ごま油か、ヴァータオイル（アーユルヴェーダの専門店で買っています）頭から足の先まで行います。

時間のあるときはたっぷりと。それでも15分くらいで終了します。時間のないときは、ささっと全身塗るだけ、という感じですが、それでもやるのとやらないのとでは、とにかく、日常生活が違うと実感しているので、少しでもやります。どうしようもなく時間がないときは、頭と足だけでも行います。

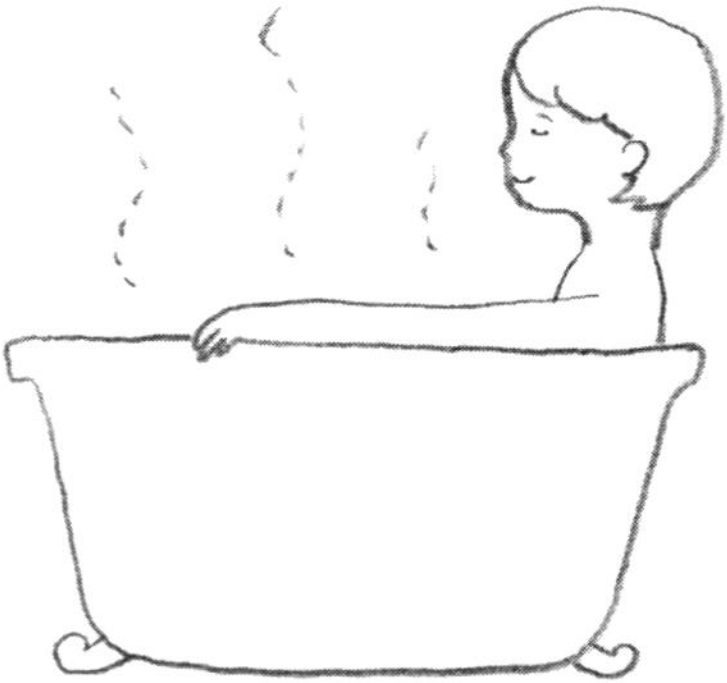

そのあと、からだをあたたかくしたまま、少し休憩をして（これもその日の時間によります）、半身浴をします。

わたしは体質的にも、あと日常の仕事でも（たくさんの情報を扱っていますので）ヴァータを乱しやすいため、からだをあたためることをとても大切にしています。

もちろん、オイルマッサージ自体もヴァータを整えるといわれています。

毎日自分のからだを大切に大切に触れる、この行為自体もオージャスを増やすとのことですが、やればやるほどその意味がわかってきます。黄金のあたたかいごま油が全身を包む感覚は、オージャスそのものの体験といってもよいように思います。うっとりと、その気持ちよさに身をゆだねることは、自分自身を愛するとてもよい入門となるはずです。そもそも、とにかくスッキリします。「朝、オイルマッサージをするなんて、とてもめんどうでやっていられないわ！」という声も聞こえてきそうですが、なになに、その気持ちよさ、そしてオージャスが増えていくのを体感したならば、少し早起きしてでも、マッサージをしたい、と自然に思うようになります。

やるかやらないかは、自分がどうなりたいか、どう生きたいかにつきると思います。やらなくてもいいけれど、オージャスが増えることをやらないとオージャスは増えません。わたしは自分の人生をよくしたいと、こころから思ったので、このマッサージをとり入れることにしました。体質にも合っていて、とり入れてみてよかったです。

食事を変えました

オイルマッサージを自分で行うようになって、数カ月経ったころに、アーユルヴェーダのクリニックの門をたたきました。そうしていよいよ、本格的に食事や食事法を変えていったのです。わたしが試して、今も続けているのはこのようなことです。

◎自分の体質に合ったものを食べる
（クリニックでの指示にしたがっています。自分で知りたいかたは『からだの毒をきれいに出す食べもの百科』蓮村誠＝著　三笠書房＝刊が参考になるでしょう）
◎基本的に、昼は11時半から1時半までに食べる。夜は8時までに食べ終わる
◎昼食を一番重いものにする。夕食は軽く
◎できたてのものを食べる。つくりおきはしない
◎冷凍をしない。電子レンジをつかわない
◎オージャスが多いといわれるもの（80ページ）を積極的に食べる。特に旬の野菜を食べる
◎オージャスを減らすもの（110ページ）はまったく食べないか、たくさんは食べない
◎生野菜はほどほどにしておく
◎冷たい飲みものは、ほとんど飲まない
◎いろいろな味のものを食べる（6つの味〔82ページ〕、と意識しすぎず、とにかくいろいろ食べる）
◎基本的にお酒は飲まない（喫煙はしていませんでした）

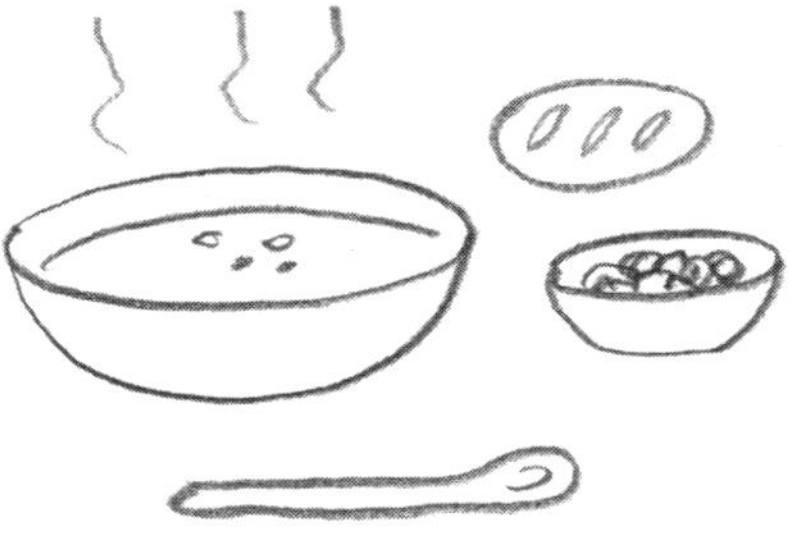

◎食べ過ぎないようにする
◎よく噛んで食べる（まだまだ未熟ですが）
◎静かにおちついて食べる
◎座ってたのしい気持ちで食べる。怒りながら料理をしたり怒っているときには食べない
◎自分か家族、好きなひとがつくったか、誰がつくったか明確であるものをなるべく食べる
◎食後にすぐ動かない。適度に休息をとる
◎食べたあとに、横になって眠らない

この中でも一番変わったと思う点は、つくりおきをしなくなったという点です。旬のものを料理し、なるべくできたてを食べるようにする、というのはオージャスを増やし、維持する点で、特に積極的に行っていることです。

旬の新鮮な野菜、できたてでほかほかのおいしい食事というのは、オージャスそのものであるなあと思います。ぜひ、オージャスの観点から、食事をしてみてください。数日続けるだけで、なんだかお腹の底から元気がわいてくるはずです。便や顔色なども変わってきます。

瞑想とパンチャカルマ

純粋意識に触れるという点で行っているのは、瞑想です。瞑想の存在を知ってからはじめるまでに、2年ほど時間がかかりましたが、今では、やっていなかったころ、どんなふうに生きていたのだろうと思うほどです。毎日、朝20分間、夕方20分間、行っています。

その後、本格的なパンチャカルマも体験しました。

純粋意識に触れる感覚というのは、睡眠をとっているのとも明らかに違いますし、筆舌に尽しがたいものがありますが、現代の〝ヴァータヴァータ〟した、わさわさとした時代を生きるには、わたしは不可欠のように思います。

純粋意識をことばにすることはわたしはまだまだできないのですが、語弊を恐れず、

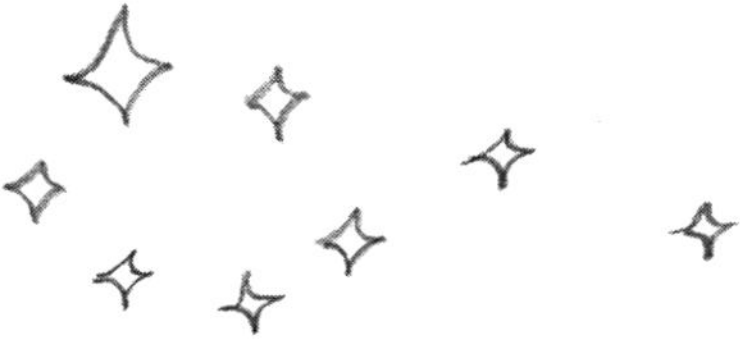

むりやりことばにするならば、「無」に近いかもしれません。「至福に満ちた無」。これに1日2回タッチすることが、オージャスを増やすのに役立つのは、理屈ではなく、わかるような気がします。

　実際に、からだが丈夫になり、こころがどっしりと安定して、シンクロニシティが増えてきたことは、瞑想を続けていることとも特に関係があるように感じています。

　瞑想によって日々、オージャスが増えていることを、実際に起こる体験として、感じている、ということです。静かでおちついた美しい質のようなものが、自分のこころとからだに日々なじんできているように、確かに感じるのです。

行動のラサヤナについて

行動のラサヤナ（104ページ参照）をはじめて知ったとき、とてもおもしろい知恵だと思いました。決してすべてはできていません。特に行儀がよいとか、やさしい話しかたをする、というのは、お恥ずかしいのですが、まだまだどうも、うまくいっていない気がします。一方、こころがけているのは、

◎常に正直であり、真実を語る
◎規則的に寄付をする
◎計画すること、合理的に考えること、部分を組み合わせて、全体をつくることをする
◎尊敬すべきひとを尊敬する
◎単純である

などでしょうか。

以前わたしは、自分自身がこころの奥底で思っていることをことばにするのがとて

も苦手でした。つい、その場をとり繕うようなことをいってしまうのです。小心で自分に自信がなかったからだと思っています。でも、それでは知らず知らずにストレスがかかります。それは**フィジカルアーマ**となって、オージャスの生成の邪魔になります。

正直になり、真実を話せるようになって、自分自身にエネルギーのロスがなくなったように感じています。精神的なエネルギーのロスがなくなった。結果、行動にも無理と無駄がないように感じます。正直でいる、というのはとても気持ちがよいものです。

規則的に寄付をする、というとなんだか大仰ですが、そうではなくて、いつも何かをあげるようにこころがける、ということです。

誰かに会うとき、いつも、ささやかでも何か自分からあげるもの（情報でも、知恵でも、食べものでも、なんでも）があるときに会うようにしています。自分が「くれくれ星人」「ほしいほしい奉行」状態のときは特に注意してこのラサヤナを実行しています。このように行動するのは、とても潔いというか、やってみると、とても気持ちがよいものです。

一見このようなことを聞くと「聖者じゃあるまいし」とか、「宗教っぽいなあ」と

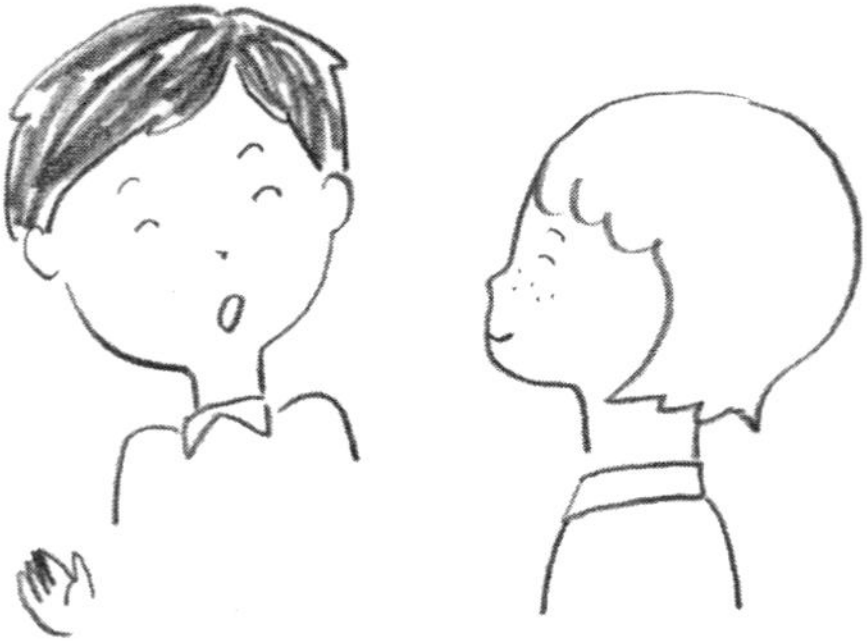

思うひともいるかもしれません。「説教くさいぜ」と感じるひともいるかもしれませんね。
でも、行動のラサヤナは、試しにこっそりやってみるとわかります。ストレスをこころにもたないことがどれだけシンプルで気持ちよいか!
頭であれこれジャッジせず、まず、自分で、やれそうなところから実験してみることを、おすすめしたいです。

オージャスが増えると

実際にわたしは、オージャスチェック表でチェックしても、また、クリニックで医師が脈診をしてもオージャスが増えています。

これらのことは、数年間かけて段階的に、

日々行ってきたことです。充分やれていることとやれていないことがありますが、でも、続けてきて、オージャスが増えて、本当によかったです。

なぜなら、本当に、人生がよくなってきているからです。

それにしても、人生がよくなるとはそもそもどういうことなのでしょうか。

まるで自慢話をするようですが、でも、この本を読んでいるかたにもぜひオージャスを増やしていただきたいので、率直に、書こうと思います。まず、物質面でも恵まれるようになりました。

◎自分自身が本当にやりたい仕事だけをできるようになった
◎原稿を書くのが速くなった
◎経済的にも安定した
◎住みたいところに住めるようになった
◎働いている場所もより快適になった

また肉体的にもからだが丈夫になり、もちろん精神的にも安定しましたし、お肌や髪の毛の調子もとてもよいです。そのほか、アトランダムに書いてみます。

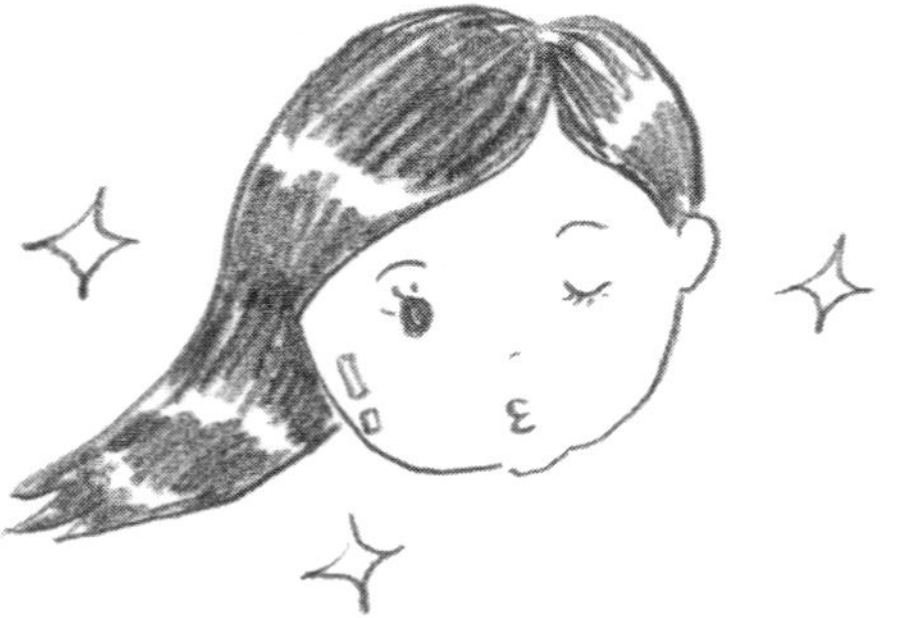

こう書くと本当にうそのようですが、

◎よくほめられるようになった
◎きれいとよくいわれるようになった
◎快適な程度にひとが周囲にいるようになった
◎孤独を感じなくなった
◎つらいことがあっても、回復が早くなった
◎「よいほう」「あるもの」に目がいくようになった
◎調和的でないひとは、自然に自分から離れていくようになった
◎シンクロニシティが増えた
◎ものごとが常に発展的になってきた
◎自分が今何をやったらいいか明確で、それをすることにとても幸福感を感じられる
◎運がよくなったと実感できる

などなどです。

これらはやはり、オージャスが増えた結果なのだと思っています。そして、ここがとても大切なところですが、わたしは特別な人間などでは決してなくて、数年間、ただ白湯を飲んだり、オイルマッサージなどのオージャスを増やす行為を、ただ黙々と続けてきた結果であるということです。

◎誰でもオージャスを増やせる

のです。もっといえば本来の人間の姿というのは、こうだというふうに思うようになりました。うまくいかないのが人生、なのではなくて、もともと、自然というのは完全なのだと思います。

統《す》べる力

自分たちのまわりを見回してみると、ものごとをばらばらにするひとと、ものごとを統合していくひととがいると思います。

ものごとをばらばらにするひと、というのはどういうひとでしょうか。いつも何かを壊すひと。いつも何かを混乱させるひと。いつも何かをだいなしにするひと。いつも不調和をよぶひと。

逆に、ものごとを統合するひととはどういうひとでしょうか。いつも何かをつくるひと。いつも何かを安定させるひと。いつも何かをいかすひと。いつも何かを調和的にするひと。

家族というものを想像してみて、ばらばらなのか、もしくは、気持ちよく統合されているのか、をイメージしてもわかりやすいと思います。人間関係がぎくしゃくして、会話のない会社と、人間関係がうまくいっていてチームワークのよい会社を思い浮かべてもよいでしょう。

さて、どちらが、たのしくてここちがよいでしょうか。

統合されている、ということは、何か、気持ちがよいことなのだと思います。そもそもこの大自然はただあるだけで統合されています。統合されているから、このように存在しているわけです。

仲よきことは美しきことかな、といいますが、統合されているというのは、美しく

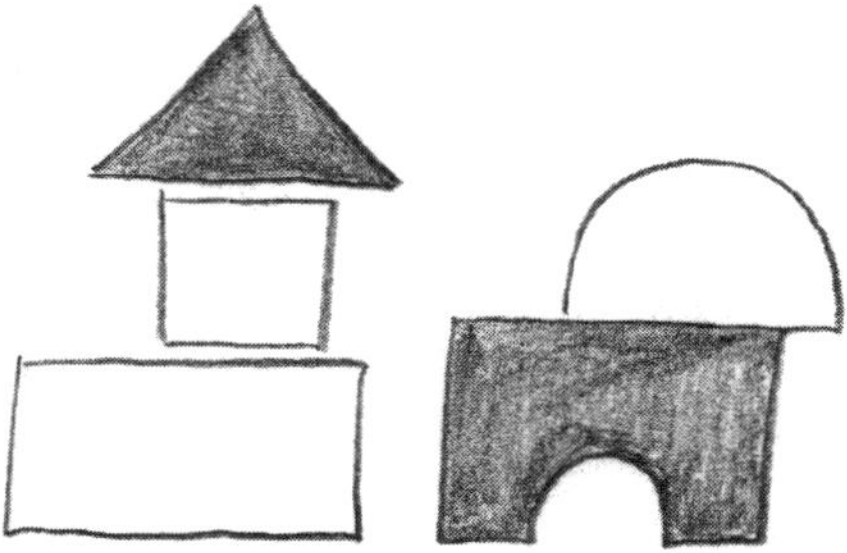

て、たのしいことなのだと思います。オージャスは、全体性を保つもの、なのだそうです。全体性を「統べる力」。それがオージャスなのです。

現代社会は、一見便利になったようですが、さまざまなものがばらばらになり、部分と部分になり、孤独を感じるひとが増えています。オージャスがカスカスで、少なくなった社会、のようにも思います。

一方、統合された世界。ひとや家族や会社で想像するとわかりやすいと思いますが、その世界とは、何か本質的に豊かで、エネルギッシュで、力がお腹の底からわいてくるような感覚がありませんか？　オージャスには、あたらしい時代へのヒントも含まれていそうです。

そのように力強い、本当の意味で豊かな社会になっていくためにも、ひとりひとりのオージャスが増えていくことは、いま、とても大切なことなのかもしれません。

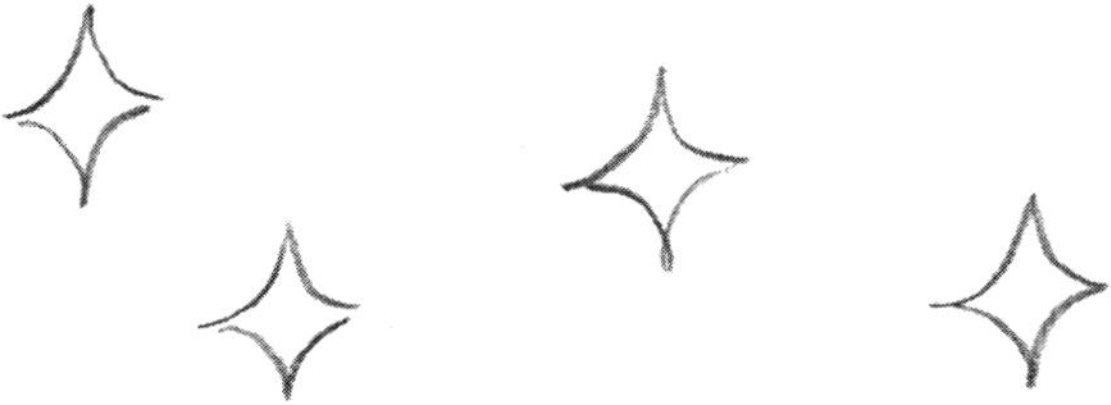

ふろく

オージャスが増えるレシピ

きほんのレシピ

きほんのレシピ1 白湯

白湯は、ヴァータ、ピッタ、カパの3つのドーシャのバランスを整えて、体内を浄化する理想的な飲みものです。はじめはおいしくないと感じるかもしれませんが、毒素が浄化されれば、白湯が甘く感じられるようになります。

【用意するもの】

水、やかん

【さあ、つくろう】

①きれいな水を火にかけて強火で沸かす。このとき、ふたをして沸かします。

②沸騰したらふたを外し、大きな泡がぶくぶくと出るくらいの火加減にして、換気扇を回して、10～15分ほど沸かし続けます。

③すぐに飲む分以外は、保温ポットなどに入れて外出先でも飲めるようにしておきます。

【ポイント】

○1日に700～800㎖（カップ3～4杯程度）が目安です。1ℓ以上飲むと、栄養が流れ、かえって消耗することもあるので気をつけましょう。

○カップ1杯の白湯をすすりながら食事をすると、消化の助けになります。

○なるべく熱いままがよいですが、体温

以上なら自分の好みの温度でかまいません。

きほんのレシピ2
ギー

ギーとは、無塩バターからとれる純粋な油です。あらゆる油の中でもっともオージャスに満ちているといわれています。ヴァータとピッタを整え、免疫力を強化して精神的ストレスを遠ざける効果があります。

【用意するもの】

無塩バター（適量）、鍋、スプーン、ガーゼ、ガラス瓶

【さあ、つくろう】

①無塩バターを鍋に入れて、中火にかけます。

②やがてバターが溶け出し、表面に白いクリームが浮き出します。その下に黄金色の油ができています。

③火を弱めて、表面のクリームをスプーンですくいとります。クリームの泡がすっかりなくなるまでじっくり時間をかけてとり除きます。

④油の色の透明度がまして、鍋の底が少し焦げつきはじめたら、火を止めます。

⑤油が冷めるのを待って、ガラスの容器にうつします。このとき、ガーゼで数回こすと、きれいなギーがとれます。

【ポイント】

○クリーム状の泡が細かくなっていくころ、焦げやすくなるので注意します。

○クリームをすくいとるとき、全体をかき回さないように注意します。

○直射日光や高温の場所を避ければ2か月くらい保存がききます。

きほんのレシピ3 ドライフルーツ

おやつは、基本的に食べてもいいものです。とくにヴァータのひとにとっておやつは大切です。少し甘いものを食べることで、滋養を補うことができます。

すべてのひとにとって理想的なおやつになるのが、ドライフルーツです。デーツ、レーズン、ドライいちじく、この3つは、すべてのひとにとってよい食べものです。

ドライフルーツは乾燥していますが、ヴァータを乱しません。

ただし、ヴァータのひとが食べるときには少し水で戻して食べるのがおすすめです。

ドライフルーツを水で煮るのもおいしいです。夕方食べると疲れがとれます。

ヴァータタイプで便秘のひとは、ドライいちじくを水で戻して食べるようにすると便秘が治るといわれています。

ちなみに、果物で毎日食べてもよいのは、基本的にりんご、甘い柑橘系の果物、ぶどう、夏ならばすいかです。

ただし、完熟したものを常温で食べます。

オージャスを増やすレシピ

ここからは、蓮村先生におそわって、わたしが気に入っている7つのオージャスを増やすレシピをご紹介します。

家でつくる、できたての料理はオージャスがとても多く、アーマになりにくいものです。

特に、おかあさんが家族のためにつくった料理や、つくったひとの顔が見える料理はオージャスを増やし、こころも安定させてくれるありがたいものです。

みなさんも、体質（ドーシャ）や消化力にあわせて、つくってみてくださいね！


【オージャスを増やす料理のポイント】

○季節の新鮮な材料をつかう
○あたたかく、できたてで、油を適度につかったもの、つくりおきしていないもの
○米、小麦、ギーなどをつかったもの
○その季節に合ったもの

オージャスを増やすスペシャルドリンク

【材料（1人分）】
牛乳…1カップ 生ハチミツ…小さじ1
ギー…小さじ1 ヨーグルト…小さじ1
きび砂糖…小さじ1

【さあ、つくろう】
①鍋に牛乳を入れ火にかける。
②あたたまった牛乳にギー、きび砂糖、ヨーグルトを入れてかき混ぜる。最後に、牛乳がひと肌程度（40℃未満）に冷めてから生ハチミツを加える。

【ドクターチェック】消化のよさ：よい／鎮めるドーシャ：ヴァータ、ピッタ／コメント：オージャスが画期的に増えるドリンクです。疲れていて、からだが弱っているときや、おやつにもむいています。体重を増やしたいひとにもおすすめです。

【みれいチェック】ふだんはほとんど牛乳は飲みませんが、特に疲れているときにつくります。想像より驚くほどあっさりしていて、ほっとします。

イエロームング豆のスープ

【材料（4人分）】
イエロームング豆…180g 水…700ml 塩…小さじ½ ギー…大さじ1
ターメリック…小さじ1

クミン（粒）…小さじ1
ショウガ（粉）…小さじ1
カイエンペッパー…小さじ¼

【さあ、つくろう】
①鍋に水を入れ火にかけ、洗ったイエロームング豆、ターメリック、ショウガ、塩を入れて15~20分くらい煮る。
②小さめの鍋にギーとクミン（粒）を火にかけ、クミンのまわりに泡が立ちはじめたら、カイエンペッパーを加える。
③①に②のソースを加えて火を止め、ふたをして少し蒸らしてから盛り分ける。

【ドクターチェック】消化のよさ：とてもよい／鎮めるドーシャ：すべてのドーシャ／コメント：簡単、おいしい、消化によいの三拍子。おすすめです。

【みれいチェック】これをおいしいといわなかったひとはいません。食べ過ぎているとき、風邪をひいたときなどにも大活躍するレシピです。

アスパラガスとサヤインゲンの香草炒め

【材料（4人分）】
アスパラガス…1束
サヤインゲン…200g
オリーブオイル…大さじ1
スイートバジル（生）…20g
塩…小さじ⅔

黒コショウ…適量

【さあ、つくろう】

①アスパラガスは根元のかたい部分を除き、サヤインゲンは筋があれば除く。これを、塩を加えた熱湯で色よくゆでてざるにとって冷まし、半分くらいの長さに切る。スイートバジルは粗いみじん切りにする。

②フライパンにオリーブオイルを熱し、サヤインゲン、アスパラガスとスイートバジルを入れてさっと炒め、塩と黒コショウで味を調える。

【ドクターチェック】消化のよさ：よい／鎮めるドーシャ：すべてのドーシャ／コメント：生のバジルが苦手なひとは、乾燥バジルやしその葉をつかってもよいです。

【みれいチェック】しゃきっとした野菜にオリーブオイルがからまり、とにかく美味。おはしがとまらなくなるおいしさです。

オージャスを増やすスペシャルドリンク

調理・撮影　服部みれい

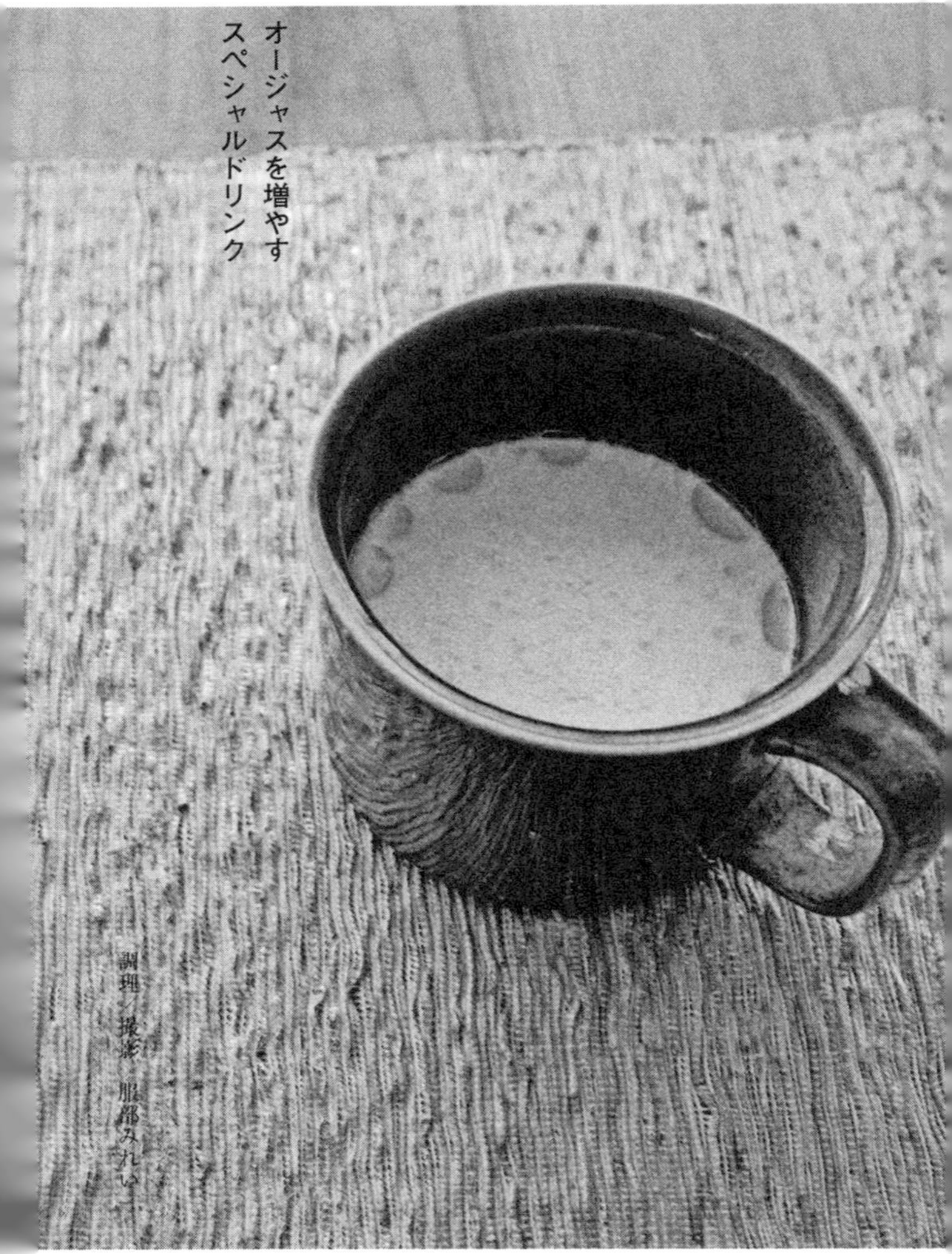

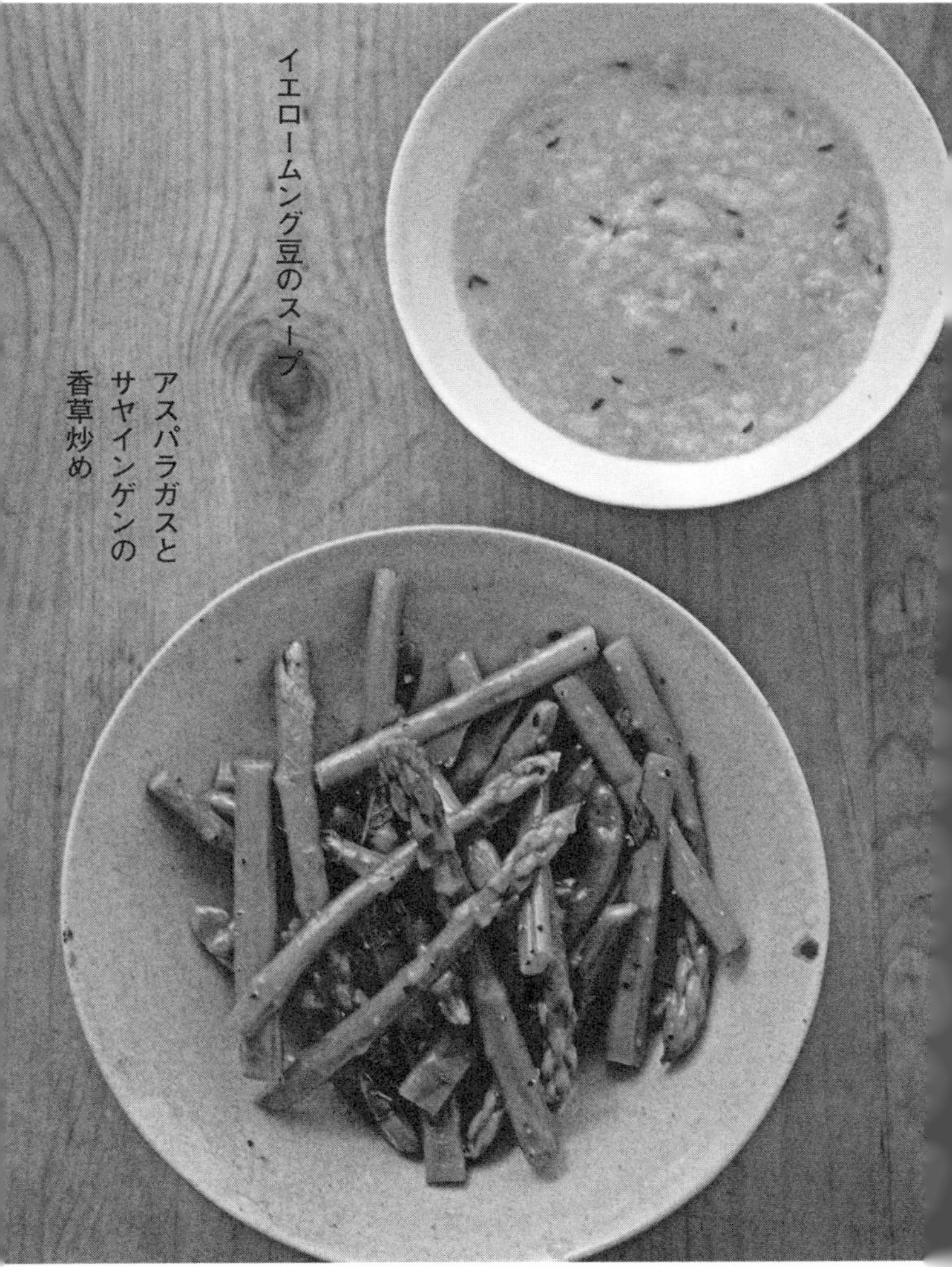
イエロームング豆のスープ
アスパラガスと
サヤインゲンの
香草炒め

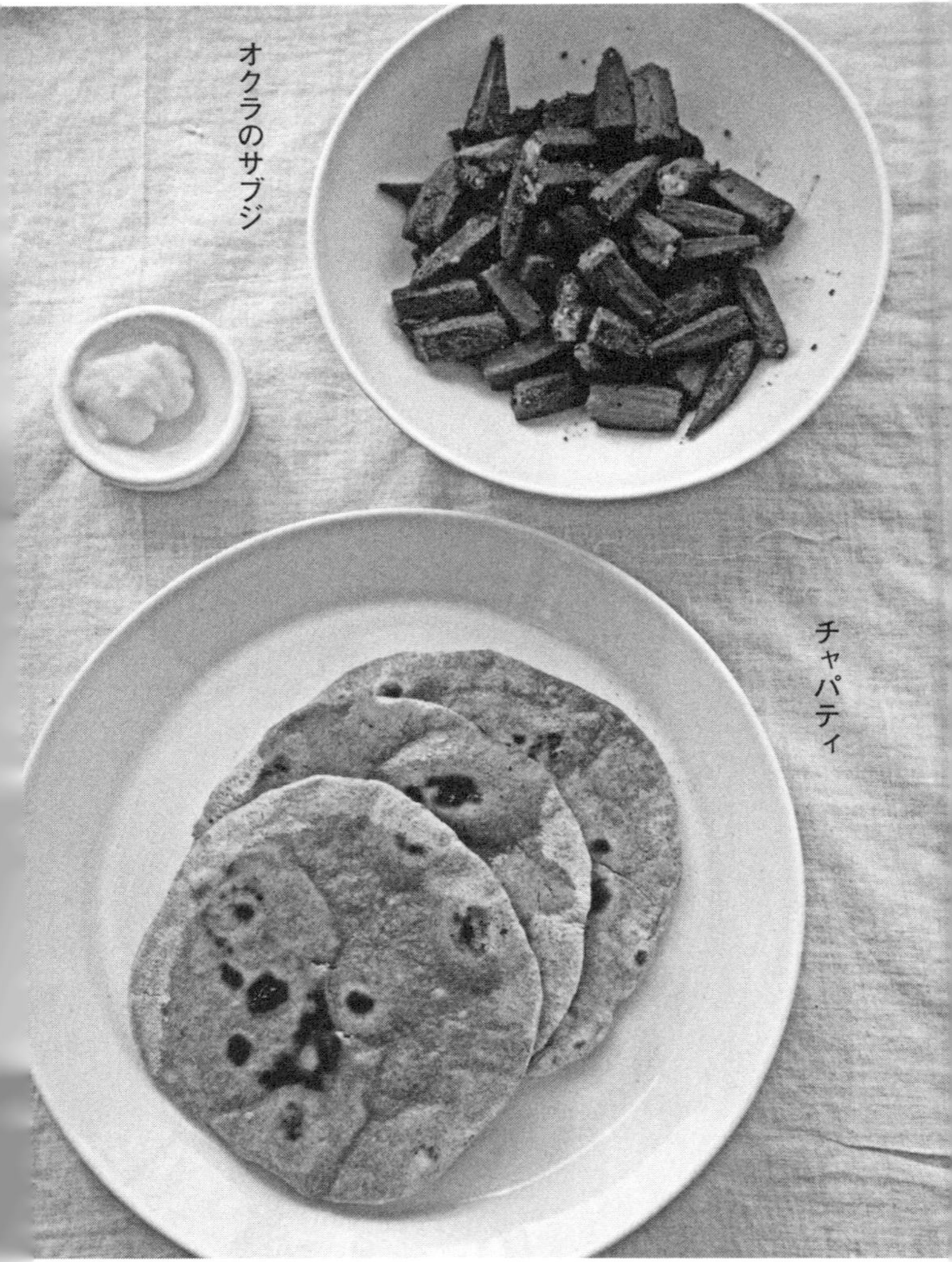
オクラのサブジ
チャパティ

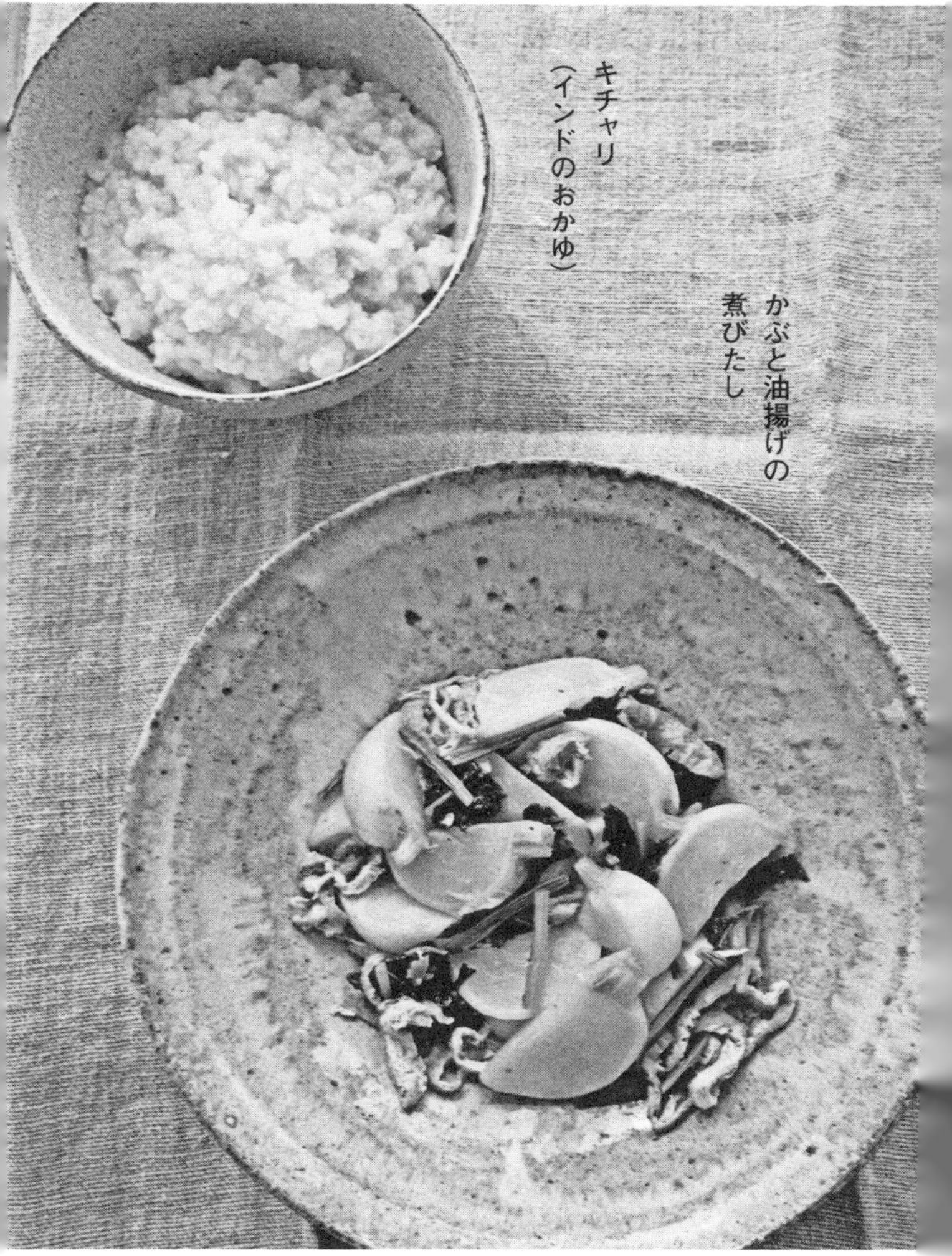

かぶと油揚げの煮びたし

キチャリ（インドのおかゆ）

チャパティ

【材料（3人分）】
小麦全粒粉…3カップ　バター…50g
水…120〜150mℓ

【さあ、つくろう】
①小麦全粒粉に室温でやわらかくなったバターと水を加え、耳たぶくらいのかたさになるまでよくこねる。
②40gずつに分けて丸め、20〜30分寝かせてから麺棒で2㎜の厚さにのばし、フライパンで両面を焼く。

【ドクターチェック】消化のよさ：よい
／鎮めるドーシャ：ヴァータとピッタ／

コメント：できたてのチャパティはとてもオージャスにあふれていて、満足できる食事です。ぜひ一度ためしてください。ふつうの小麦粉でもおいしくつくれますが少し重くなります。

【みれいチェック】想像以上に短時間でできる。お米やパンが切れたなどというときにも重宝します。素朴な味に胸キュン。カレーなどにもよく合います。

オクラのサブジ

【材料（4人分）】

オクラ…30本
ショウガ（粉）…小さじ1
レッドペッパー…小さじ1/3
ターメリック…小さじ1/2
黒コショウ…小さじ1　塩…小さじ1/2
クミン（粉）…小さじ1
サラダ油…大さじ3弱
コリアンダー（粉）…小さじ1

【さあ、つくろう】
①オクラは洗ってよく水気をふきとり、両端を切って2等分に切る。
②スパイスと塩を混ぜ合わせる。
③鍋にサラダ油を入れて熱し、①のオクラと②のスパイスを加え、スパイスが、むらなく混ざるように炒めたのち、ふたをして約1分火にかける。

【ドクターチェック】消化のよさ：よい／鎮めるドーシャ：すべてのドーシャ／コメント：オクラのねばり気がなく、どのドーシャのひとでも食べられます。

【みれいチェック】あっという間にできる超簡単レシピです。スパイスが食欲をそそり、はしやすめとしても覚えておきたい。

キチャリ（インドのおかゆ）

【材料（3人分）】
イエロームング豆…1/4カップ

米…3/4カップ　水…6カップ
塩…ひとつまみ　クミン…少々
ショウガ…少々　ターメリック…少々

【さあ、つくろう】

①米、イエロームング豆は洗って30分～1時間くらい水につけておく。
②深鍋に米とイエロームング豆と水を入れ、焦げつかないように注意しながら弱火で、約1時間煮込む。
③米やイエロームング豆がクリーム状になったら、塩、ショウガ、クミン、ターメリックで味を調える。

【ドクターチェック】消化のよさ：とてもよい／鎮めるドーシャ：すべてのドーシャ／コメント：ターメリックの香りが少し泥臭く感じるかたには、味噌などをほんの少しつまみながら食べるととってもおいしくなります。

【みれいチェック】イエロームング豆×お米とオージャスをたっぷり補給できます。油をつかわないからパンチャカルマ中のひとにもおすすめ。

かぶと油揚げの煮びたし

【材料（3人分）】
かぶ（葉つきのもの）…200g
昆布だし汁…1/2カップ
油揚げ…1/2枚　油…小さじ1

しょうゆ…小さじ3
きび砂糖…大さじ1

【さあ、つくろう】

①かぶは葉つきの部分で切り、根のほうは厚さ1㎝くらいの半月切りにし、葉はきれいなところを4～5㎝に切る。油揚げは1㎝幅の細切りにする。

②鍋に油を入れて熱し、かぶの根を炒める。次に葉を入れ軽く炒め、油揚げ、昆布だし汁、しょうゆ、きび砂糖を加え、中火で約10分ほど煮る。できあがったら煮汁ごと器に盛りつける。

【ドクターチェック】消化のよさ：よい／鎮めるドーシャ：ヴァータ、ピッタ／コメント：やわらかいかぶは消化しやすいですが、油揚げが少し消化しにくいです。少し甘めにつくると満足感があってよいでしょう。

【みれいチェック】なつかしいおかあさんの味。かぶは火のとおりが早いので、すぐにしあがります。葉っぱもおいしいです。

おわりに

オージャスは、わたしたちがこれまでに知るどのことばでも、完全には変換できないもののひとつです。「もったいない」をあらわす完全に一致したことばが英語に存在しないように。カロリーとも、フェロモンとも違う。ずばり免疫力というわけでもない。

でも、わたしたちはそのことばを実際に経験することができるため、概念を知るやいなや、「わたしの深い部分で」理解することができます。しかも体験するほどに、その本質を、からだ全体で知ることができます。

人生を生きていると困難なことが起こります。泣きたくなる夜もある。困ったひとも登場します。しかし大切なのは、わたし自身です。わたし自身が、目の前のことがらを、どう受け止めるかなのです。

問題は起こります。でもオージャスが増えると、自分が力強くなっていくため、ただそのことに憤慨したり、遠ざけたりするだけの自分ではなくなります。必要な対応をしたり、時には待ったり、調和的な解決を迅速にとれるようになる。それだけではありません。困難に見えることがらのその裏に隠された自分への本当のヒントや未来への希望が、ちゃんと見出せるようになっていきます。問題が問題ですらなくなるのです。それは、本当にすばらしい体験です。無敵の体験です。その体験をひとりひとりのかたに重ねていただくことが、この地をよくすることであると信じて、この本を書きました。

蓮村誠先生、オージャスのことを教えてくださって、本当にありがとうございました。さらにオージャスをもたらしてくれた大自然にもこころからお礼をいいたいです。

美しく力強い希望を感じながら

服部みれい

文庫版あとがきにかえて

わたしは、この黄金の生命エネルギー、「オージャス」が、大好きです。オージャスについて大好きですと宣言するのもおかしな話かもしれませんが、でも、本当に、そうなのです。

毎日暮していて、体調や食事のこと、人や状況などについて、オージャスという観点からものごとを見たり感じたりすることは、純粋に、とてもたのしい体験です。「オージャスがなんだか減ってきたみたいだな」「オージャスがたっぷりあるという感じのする人だなあ」などなど……。

今まで、あえて「ことば」にはできなかったけれど、「わかるわかる」と腑に落ちる感じ。しかも、オージャスという物質、存在のすばらしさとあいまって、この黄金に輝く生命エネルギーについて話したり考えたり、また、実際に増えるように行動することは、人間にとってシンプルにここちよく、たのしいことなのだと思います。

悟りをひらいた仏陀が説法をはじめると、人間だけでなく動物も集まってきて、ふだんは仲の悪い動物同士も仲良くなってしまう、と聴いたことがあります。いや、そんなにすごい話ではなくとも、スタッフ同士とても調和がとれていて業績のよい会社のチームとか、やたらと仲がいい部活の仲間、気の合うクラスの友だち仲間たち、わいわい集まるのが大好きなやわらかいムードの家族や親戚たち……。こういった場をつくりあげているエネルギーも、わたしはオージャスなんだと思っています。

わたし自身、オージャスを増やす暮らしを続けて、本当に幸福になりました。この本を書いたときもしあわせでしたが、今もさらにそのしあわせは拡大し続けています。オージャスといえば、「ごはんの炊けるかおり」ですが、あのかおりのような、ほかほかしてあたたかで安心できる、やさしいやわらかい質で、自分自身やまわりの人、環境が満たされているような感じがします。ばらばらではなくて、ちょうどよい距離感で、調和がとれていて、不安や心配がない状態。しっとりと甘く満たされている、という感じです。

わたしは、このオージャスが、誰の中にも最初からあり、そうして、また増やしていけるものだということに、大自然のうつくしさを感じます。今、この瞬間から（そう、どんな状況からでも！）、自分の中に黄金に輝くエネルギーを甘くやさしく増やしていけるのです！　しかも、すぐにやれることもたくさんあります。ぜひ、すぐに行ってみてください。そうしてご自身のオージャスの輝きを体感していただきたいと思います。

この文庫のもととなった『オージャスのひみつ』という本が発売されたのは、２０１１年3月11日の震災の数か月後でした。

あれから早くも数年が経ち、わたしは、今ほど、この、きらきらと輝く黄金の生命エネルギー、「オージャス」を人々が必要としているときもないと感じています。

携帯やパソコンの画面に過度にかかりきりになり、人と人とがつながっているかに見えて、実はばらばらで、猜疑心や焦り、怒り、恐怖心や不安感がいつもあるような、そんな世界にはどこか「オージャス不足」を感じます。一方、そんな世界が存在するからこそ、人々が、オージャスの魅力や大切さをより意識するようになっているとも感じます。「うつくしく統《す》べる力」、そんな大いなる存在、自然がもたらす調和を、本当に、今こそ、たくさんの人々が必要としているように思えてなりません。

どうぞ、このオージャスという観点を、みなさんの暮らしにぜひ活かしてください。

この本は、読むたびに発見があります。そのときどきで、忘れていたやわらかな質についていて、きっとヒントがあると思います。一冊ご家庭に置いていただいて、折に触れて、のぞいてみてください。巻末のレシピもわたし自身、とてもよく参考にしています。

この文庫化に際して、ていねいに監修してくださった蓮村誠先生、本当に本当に、ありがとうございました。またこの本を企画・編集してくださった林美穂さんにもこころから厚くお礼をもうしあげます。一緒にチャパティを焼いて撮影した日が昨日のことのようです。とても読みやすくデザインしてくださった相馬章宏さん、愛らしいイラスト（巻頭の絵本のかわいらしいこと！）を描いてくださった平松モモコさんにもこころからお礼をもうしあげます。文庫化にあたっては、筑摩書房の井口かおりさんに、大変お世話になりました。ありがとうございました。このようなすばらしい知恵を今に届けてくださるマハリシ・アーユルヴェーダと関係者のみなさま、そしてこの本を読んでくださったみなさまにもこころから、感謝をもうしあげたいと思います。

たくさんの人々の中に光るうつくしい輝きを感じながら

服部みれい

自分がわかるチェック表

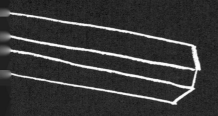

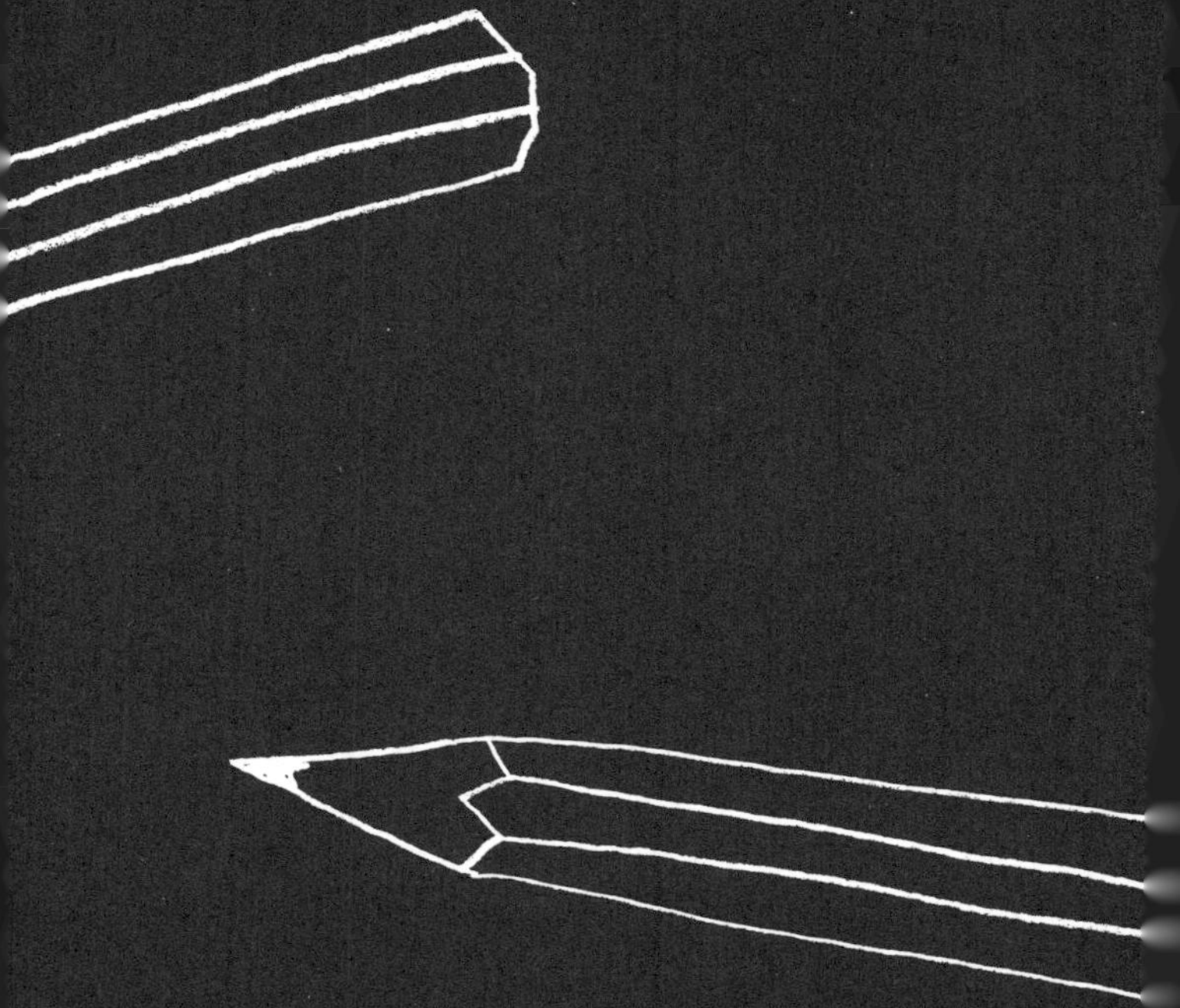

プラクリティチェック　～本来の自分の体質を知る～

＊「プラクリティ」は「自然」を意味し、こころとからだのバランスが整った状態。その人ほんらいの体質を表す

「本当の自分」の体質、性質を調べます。10歳未満の自分を思い出し、
質問ごとに、そのころのあなたにあてはまるものをひとつ選んでチェックします。
最後に□、△、○、それぞれのチェックした数を集計してください。
直感で答えるのがポイントです。

□＝ヴァータ　△＝ピッタ　○＝カパ

活動状況は？

□素早い、率先する
△ふつうの速さ
○ゆっくり

興奮しやすいですか？

□大変しやすい
△しやすい
○ほとんどしない

物ごとに動じやすいですか？

□とても動じやすい
△多少、癇にさわる
○影響されない

物覚えと理解は？

□速いが表面的
△ふつう、応用が得意

○遅い、深く理解する

記憶力は？
□忘れやすい
△ふつう
○覚えたら忘れない

消化は？
□不規則
△強い
○ゆっくり

食欲は？
□不規則
△強い
○弱い

一度にたくさん食べられますか？
□ムラがあった
△食べられる
○食べられない

好みの味つけは？
□甘い、しょっぱい、すっぱい
△甘い、苦い、渋い
○辛い、苦い、渋い

ほっとする食事は？
□あたたかい食事とあたたかい飲みもの
△冷たい飲みもの
熱くない食事
○パサパサしたもの

乾燥したもの

外出したくない日は？

□乾燥した日
△暑い日
○寒く、どんよりした日

睡眠の状態は？

□浅く、目覚めやすい
（4～6時間）
△気持ちよく眠れる
（6～8時間）
○深いが、少し重い
（8時間以上）

週1回くらい見る夢は？

□怖い、飛ぶ、走る、飛び上がる、木、山
△怒り、暴力的、激しい炎、稲妻、金色の輝き、太陽
○水、湖、鳥、白鳥、雲、空、花々

便通は？

□不規則
△1日2回以上
○規則的

発汗の状態は？

□ほとんどかかない
△汗かき、腋臭
○少しかく

異性または同伴者に関して

□性的な空想が多く、行動が少ない

△適度に考えもする、確実に行動する
○性的欲求がとても強い

問題や違和感がある？

□悩みが多い、注意散漫、こころここにあらず、どうしてよいかわからなくなる
△イライラしやすい、怒りやすい、まわりが目に入らない
○おちつきがある、問題の解決は遅いが確実にしあげる

活動時の傾向は？

□乱雑、壊す
△正確、堅苦しい
○遅れる

話し方と会話は？

□早口、話が飛ぶ、おしゃべり、ブロークン、とぎれる
△明晰、鋭い、きつい、話し上手
○あたたかい、明瞭、ゆっくり、太鼓か雷鳴のよう

歩き方は？

□軽快、活発、速い、せわしない
△しっかりしている、等速
○安定感がある、ゆっくり、遅い

関節は？

□ポキポキ鳴る、こわばっていて堅い
△しまりがなくやわらかい
○強い、引き締まって頑丈

□ヴァータ
計　個

△ピッタ
計　個

○カパ
計　個

プラクリティチェック診断結果

①ヴァータが、ピッタ、カパの2倍以上……………ヴァータ体質
②ピッタが、ヴァータ、カパの2倍以上……………ピッタ体質
③カパが、ヴァータ、ピッタの2倍以上……………カパ体質
④ヴァータとピッタが、カパよりもかなり多い……ヴァータ・ピッタ体質
⑤ヴァータとカパが、ピッタよりもかなり多い……ヴァータ・カパ体質
⑥ピッタとカパが、ヴァータよりもかなり多い……ピッタ・カパ体質
⑦ヴァータ、ピッタ、カパがほとんど同数…………ヴァータ・ピッタ・カパ体質

ヴァータ型

ヴァータの質を強くもつ。軽快で自由を好み、1カ所に安定することを嫌う。好奇心旺盛で積極的に活動し、率先して動く。周囲を明るくしあわせにする活発さをもっているが、スタミナがないので、定期的な休息と食事が必要。甘くしっとりとしたあたたかい食べものを好む。

ピッタ型

ピッタの質を強くもつ。とても切れ味がよく、鋭い分析力をもち、応用がきき、問題解決の能力に優れている。情熱的で正義感が強く、困難に出あっても、自分が目的を達成するためのよろこびに変えることができる。甘いもの、あるいは苦いものを好む。冷たいものを好む。

カパ型

カパの質を強くもつ。すべてにおいて安定的。物ごとに動じることなく、常に平和的な心で対処できる。豊かな愛情でひとを包み、癒しを与える。はじめたことは途中で投げ出したりせず、ゆっくり確実に自分のものにしていく。辛いものや苦いもの、乾いたものやあたたかいものを好む。

ヴァータ・ピッタ型

ヴァータの速さと動き、ピッタの熱と鋭さの質をもつ。多くの情報を正確に扱うことが得意で、情報処理能力に優れている。行動力と実践力があるが、ストレスに対しては、不安と怒りが交互にやってくる傾向がある。甘いものをとくに好む。

ヴァータ・カパ型

ヴァータの速さと動き、カパの重さと安定の質をもつ。早口だが、カパの安定感があるので、話が飛んだり不安定になったりせず、おちついた印象を与える。安定的だが軽快さも兼ね備えていて、その意外性がひとを惹きつける。甘いものや苦いもの、あたたかいものを好む。

ピッタ・カパ型

強いエネルギーをつくるピッタと、それをためるカパの質をもつ。鋭い知性をもつが攻撃的ではなく、人当たりはやわらかい。一度決めたことはけっして曲げない、強い意思のもち主。でも無理をしがちなので、怒りやすくなることも。苦いもの、渋いもの、冷たいものを好む。

ヴァータ・ピッタ・カパ型

3つのドーシャを同じ割合でもつめずらしいタイプ。数万人、数百人にひとりといわれる。あるときは軽やかで発想豊か、あるときは知的。またあるときは持久力があり慈悲深く、バランスのとれた人。ただしドーシャが乱れやすい。

いずれの味のものも、あたたかいものも冷たいものも好む。

ヴィクリティチェック

～体質の乱れを知る～

ヴィクリティとは、「不自然」を意味し、こころとからだのバランスが崩れた状態のこと。その人の体質の乱れを表わします。

「本当の自分」からどれだけ離れてしまっているか体質の乱れをチェックします。

自分にあてはまるものをすべてチェックしてください。

最後に、チェックした個数を次の記号ごとに集計してください。

□＝ヴァータ　△＝ピッタ　○＝カパ

朝、目が覚めたときの状態は？

□疲労感がとれていない

○からだが重く、眠い

△空腹感が強い

□舌苔または排泄物（便、尿）が褐色

△舌苔または排泄物（便、尿）が黄色
○舌苔または排泄物（便、尿）が白色
□口の中が渋い
△口の中が苦い
○口の中がねばつく

日中の状態は？

□慢性の疲労感がある
△イライラしがち
○眠気がとれない
□不安や心配が多い
△批判的、攻撃的である
○考えや行動が鈍い
□考えごとが多い
△不満足感、虚無感がある
○内向的である
□こころがおちつかない
△多汗、体臭がきつい
○こころが暗く、重い
□食欲が不安定
△勢いのある食欲
○お腹があまりすかない
□甘いものが急にほしくなる
△酸っぱいものが嫌い
○昼食後に眠くなる
□活動が発作的
△常に時間が気になる

○こだわりが強く続く

夜の状態は？

□つい夜更かしをする
△夜間、空腹感が強い
○怠惰な感じ
□寝つきが悪い
△刺激的な快楽がほしい
○仮眠の傾向

各種の病気や症状は？

□こころが緊張しやすい
△ほてることがある
○頭が重い、鈍く痛む
□寝つきが悪い、眠りが浅い
△目が充血しやすい
○花粉症、目がかゆい
□便が硬く、出づらい
△便がやわらかい、下痢しやすい
○便が重く、出づらい
□乾燥肌

△からだがかゆくなりやすい
○鼻がつまりやすい
□のどが乾燥しやすい
○腰が重い、だるい、鈍痛がある
□関節がポキポキ鳴る

□ヴァータ
計　　個

△ピッタ
計　　個

○カパ
計　　個

ヴィクリティチェック診断結果

ヴァータの乱れが一番多いひと

休息をたっぷりとって、緊張をともなう仕事は控えてください。時間をかけて全身オイルマッサージをゆっくり行うといいでしょう。時間がないかたは、頭と足だけでも効果があります。

ピッタの乱れが一番多いひと

ピッタによい食事を規則的に食べてください。無理をしたり、興奮するような活動は控えましょう。

カパの乱れが一番多いひと

脂肪分や油分の多い食事は避け、日中よくからだを動かしてください。オイルマッサージも効果があります。

合計数の一番多いものが、いま乱れているドーシャです。乱れているドーシャと、体内にたまったアーマが結びついて心身に乱れを生み出します。アーマが多ければ、具体的な症状や病気となってあらわれるというわけです。アーマの量は、「アーマチェック」でわかります。

アーマチェック　～たまった毒の量を知る～

アーマ＝未消化物（老廃物）である毒の量をチェックします。

3つのアーマチェックで、質問項目にあてはまるものがあれば、チェックしてください。そのあと解説をお読みください。

アーマチェック1

Aグループ

□精神的、あるいは肉体的疲労感がある
□昼食後に眠くなってしまう
□こころやからだが重く感じる
□気力が落ちていると感じる
□体力が落ちていると感じる
□毎朝、排泄があるとはかぎらない
□よくないとわかっていることを止められない
□食欲が落ちていると感じる。または、食べたものがなかなか消化しない
□やらなくてはならないことをあと回しにして、つい怠惰になってしまう

Bグループ

□関節の痛みが数日から1週間ぐらいで別の関節に移動することがある
□皮膚のかゆみが数日から1週間ぐらいで別の皮膚に移動することがある

Cグループ

□繰り返しツバを吐くことがある
□鼻水が止まらなくなることがある
□幾日も下痢が続くことがある
□1日に5回以上排泄をすることがある

アーマチェック2

□断食をしたことがある
□過食をしがちである
□完全に空腹になる前に食事をすることがよくある
□食事の時間が不規則になりがちである
□夕食に、乳製品、揚げもの、牛肉、豚肉、刺身などを多く食べる
□食事をしながら冷たい飲みものをよく飲む
□残りものや、つくりおきしたものを食べることが多い
□立って食べることが頻繁にある
□あまり噛まずにとても早く食べる傾向がある
□1回の食事に30分以上かけることがよくある
□夕食を21時過ぎに食べることが多い

□日中、排泄を我慢することが多い、または便秘がちである

アーマチェック3

Aグループ

□舌苔が茶色、褐色である
□毎朝、便が出ることはない。出てもすっきりしないことが多い
□お腹がぐるぐる鳴ることが多い
□キンキンとした頭痛がする
□日によって食欲が安定しない

Bグループ

□舌苔が黄色である
□すっぱくて、ツーンとするにおいの体臭がする
□尿や便の色が黄色である
□胸やけがしたり、すっぱいものがこみあげることがよくある
□皮膚が赤くなったり、かゆくなる
□口内炎ができやすい

Cグループ

□舌苔が白色である
□口の中がいつもねばねばして不快である
□鼻が詰まっていることが多い
□食後に眠くなることが多い
□食べものへの関心がなく、食欲もない
□耳だれや、目やにが多く出る

アーマチェック診断結果と解説

アーマチェック1では、アーマの蓄積程度を判定します

Aグループは、アーマが体内に蓄積しはじめ、まだ隠れている状態です。このチェックにおける該当項目の数とアーマ蓄積の量は関係ありません。1項目でも該当するものがあれば、アーマの蓄積ははじまっています。

Bグループは、アーマの蓄積が進み、アーマがからだの中を遊離している状態です。Bグループに1項目でも該当するものがある場合は、Aグループにも該当項目があるはずです。

Cグループは、さらにアーマの蓄積がすすみ、遊離しているアーマが体外に排出されはじめます。Cグループに1項目でも該当するものがあれば、AおよびBグループにも該当項目があるはずです。

アーマチェック2では、アーマが蓄積する原因を判定します

アーマチェック2であげられた項目は、アーマをつくり、蓄積する原因となる日常生活について判定します。1項目でも該当するものがあれば、それがあなたのアーマ蓄積の原因です。もし、あなたがアーマチェック1で、Aグループのみに該当項目があり、BおよびCグループに該当項目がなければ、以下にあげる「適切な食事のとりかた」によってアーマを除去することができます。

適切な食事のとりかた

○消化によく、できたての、適度な油を含む食事をします
○落ち着いた環境で、座って食べます
○非常に冷たいものを食べたり、飲んだりしません
○完全に空腹になってから食事をします
○昼食を1日の中心とします
○夕食は軽く、早めにすませます
○1回の食事は、20分から30分程度で食べます
○満腹の4分の3程度で食べ終わります
○乳製品、揚げもの、牛肉、豚肉、刺身などは少量にします
○食事をしながら、カップ1杯分の熱い白湯をすすります

しかし、もしBグループにも該当項目がある場合は、「適切な食事のとりかた」

だけでは不十分です。アーユルヴェーダの専門医療機関で行われる、「パンチャカルマ」と呼ばれるからだの浄化法をうける必要があります。パンチャカルマは、からだに蓄積されたアーマと同時に、乱れたドーシャのバランスを整えるために行われる、たいへん有効な手段です。

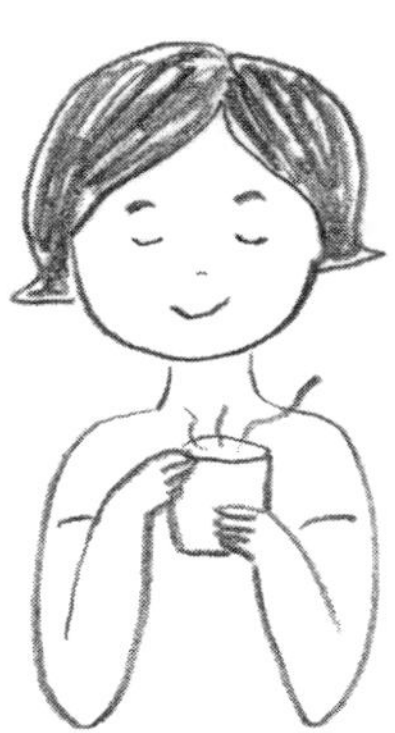

そして、もしCグループにも該当項目がある場合は、まず続いている症状を完結させます。Cグループにあげた項目は、過度に蓄積されたアーマを、からだが排出している自浄作用が終了するまでは以下にあげる「自浄作用を完結させるポイント」を実践してください。その後、「適切な食事のとりかた」を併用しつつ、「パンチャカルマ」をうけます。

自浄作用を完結させるポイント

○ツバ、痰、鼻水、下痢、頻回の排泄が終わるまでは、できるだけ食事の量と質を軽いものにします。とくに、夕食は蒸し野菜やあたたかいそばなどの、油の少ない、菜食とし、もし食欲が落ちていれば、同様の食事を昼にとり、夕食は薄い野菜スープにします。

○自浄作用が続いている間は、以下のものは食べません。乳製品（チーズ、ヨーグルト、クリームなど）、チョコレート、揚げもの、牛肉、豚肉、魚類、貝類、ナッツ類、冷たいもの、ネバネバしたもの（納豆、里芋など）

○早寝をこころがけます

○できるだけ無理はせず、休みを多くとります

○オイルマッサージはしません

アーマチェック3では、アーマの蓄積とドーシャの乱れとの関係を判定します

Aグループに1項目でも該当するものがあれば、アーマの蓄積がヴァータの乱れと関連していることを示しています。まずは、「適切な食事のとりかた」を実践し、以下にあげる「ヴァータを整えるための日常生活の改善点」を行いましょう。

ヴァータを整えるための日常生活の改善点

○規則的な生活を送りましょう

○からだを常にあたたかく保ちましょう

○騒音を避け、静かな環境で過ごしましょう

○過度な疲労を避けましょう

○充分な休息をとりましょう
○過度な外出を避けましょう
○部屋全体を明るくしましょう
○部屋に花をいけたり、甘い香りにしましょう
○長時間の空腹を避けましょう
○都会的な刺激を避け、自然の音や空気に触れましょう
○新鮮でキレイな空気を吸いましょう
○過度な不安や心配、または恐怖などを避けましょう
○1日1度はリラックスできる時間をとりましょう
○朝日や夕日を眺めましょう

Bグループに1項目でも該当するものがあれば、アーマの蓄積がピッタの乱れと関連していることを示しています。まずは、「適切な食事のとりかた」を実践しつつ、以下にあげる「ピッタを整えるための日常生活の改善点」を行いましょう。

ピッタを整えるための日常生活の改善点

○からだを熱くしすぎないようにしましょう。過度な日光浴は避けましょう
○美しい自然（とくに川や湖）に多く触れましょう

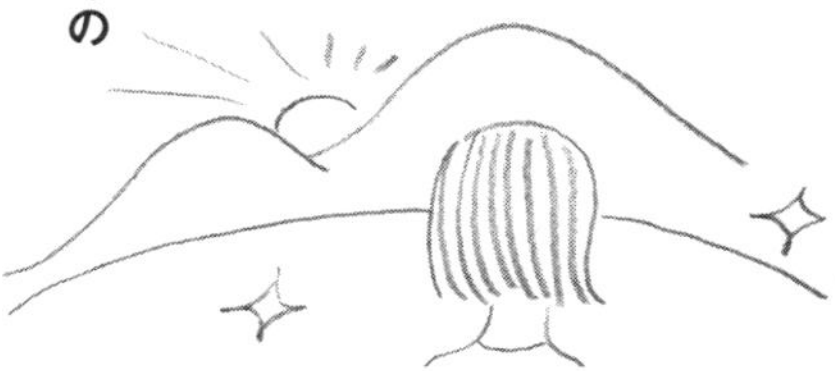

○過度な労働や無理をしないようにしましょう
○過度な怒りを避けましょう
○過度な興奮を引き起こす刺激を避けましょう
○過食をしないようにしましょう
○長時間の空腹を避けましょう
○新鮮でキレイな空気を吸いましょう
○1日1度はリラックスできる時間をとりましょう
○目のつかいすぎを避け、疲労しないようにしましょう
○過度な綿密性、正確性、律儀さ、細かさを避けましょう
○無益な討論や議論を避けましょう
○ほしいものや望む状況を我慢し続けないようにしましょう
○朝日や夕日を眺めましょう

Cグループに1項目でも該当するものがあれば、アーマの蓄積がカパの乱れと関連していることを示しています。まずは、「適切な食事のとりかた」を実践しつつ、以下にあげる「カパを整えるための日常生活の改善点」で日常生活を改善していきましょう。

カパを整えるための日常生活の改善点

○規則的に運動をしましょう
○早起きと朝のシャワーを習慣づけましょう
○洗髪後、できるだけ早く髪は乾燥させましょう

○日中ごろごろせず、からだを動かしましょう
○からだをあたたかく保ちましょう
○生活に変化をつけ、マンネリ化しないように気をつけましょう
○気分を変えるために、新しいことにチャレンジしましょう
○過度にものをため込まないように気をつけましょう

○体重を増やさないようにしましょう
○親しい友人にやさしくしてもらいましょう
○孤独にならないようにしましょう
○過食をしません
○昼寝をしません
○間食をしません
○1日1度はリラックスできる時間をとりましょう

アグニチェック　～自分の消化力を知る～

アグニの状態をチェックします。自分の消化力を正しく知って、毒をためない食べかたに役立てましょう。該当する項目にチェックして、グループごとに集計してください。

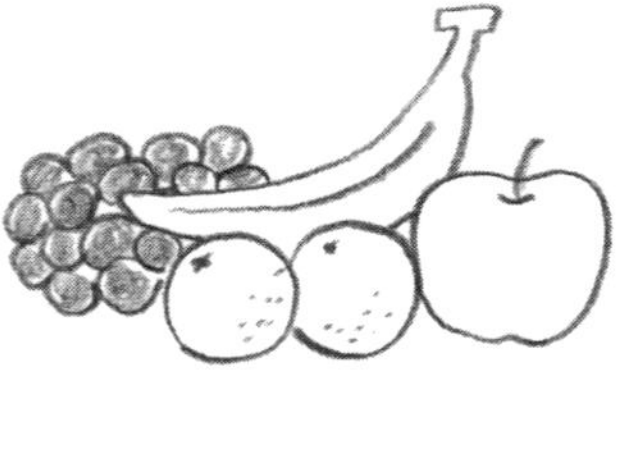

Aグループ

□食欲にムラがある。

□食欲がなかったのに、食べはじめると過食してしまう

□食べられると思ったのに、食べはじめたら残してしまった

□お腹がきりきりと痛む

□お腹の膨満感

□お腹にガスがたまりやすい

□からだの痺れや無感覚や痛み

A：計　個

Bグループ

□朝から食欲が強い

□空腹になるといらいらする

□毎食かならず食べないと気がすまない

□喉が熱くて渇きやすい

□すっぱいゲップ

□汗をかきやすい

□からだが焼ける感じがする

B：計　個

Cグループ

□食欲は常に弱い

□食後何時間たっても、もたれた感じが

する

□1食ぐらい抜いても平気

□からだが重くてだるい

□食後にむかむかしやすい

□朝、頬やまぶたがむくむ

□食後すぐにゲップが出る

C：計　　個

アグニチェック診断結果

すべての質問に対し、該当項目がなかったひと

アグニのバランスがとても整っている状態です。安定した食欲をもち、食べたものがきちんとオージャスに変換されていきます。これまでどおりの食生活を続けましょう。

グループAの点数がもっとも高かったひと

ヴァータのバランスが乱れた状態になっており、そのためにアグニが不安定になりやすく、消化のよいときとよくないときがあります。まずは、寝起きや食事の時間などを一定に整え、不規則な生活を改めましょう。食事は昼を中心にきちんと食べることが大切です。特に、昼食には油分を含むあたたかい料理と穀物を食べるとよいでしょう。夕食のはじめにあたたかいスープを飲むようにすると、アグニが安定します。さらに、食事をとるときには、よく沸かした白湯をカップ1杯すすりながら食べるようにすると、アグニが強く安定します。

グループBの点数がもっとも高かったひと

ピッタが乱れた状態になっており、そのためにアグニが強くなりすぎていますから、朝、昼、夕の3食ともに食べるようにしましょう。

ただし、辛いものや刺激的なものが多くなったり、夕食に肉、魚、油ものをたくさん食べると、それが原因でアグニがさらに悪化する場合がありますから、緑黄色野菜や豆類を中心に食べるようにしてください。また、アルコールはアグニを乱す原因となりますので控えるようにしましょう。味噌やしょうゆなどの塩分もとりすぎるとアグニを乱すので少なくしてください。

グループCがもっとも高かったひと

カパが乱れた状態になっており、そのためにアグニは弱く鈍い状態です。食事の量や質には充分気をつけましょう。

朝はかならず白湯をカップ1杯飲み、昼と夕食のあとにも1杯ずつ飲みましょう。白湯は胃腸をあたため、アグニを強めてくれます。朝食はしっかりとごはんなどを食べるのではなく、あたたかいスープを飲みましょう。穀物は昼食に食べるようにして、夕食はあたたかい野菜中心にします。また、間食はせず、できるだけ空腹で食事を食べてください。

食事は冷たいもの、油ものを避け、あたたかく油の少ないものにします。

服部みれい（はっとり・みれい）

文筆家、『マーマーマガジン』編集長、詩人。著書に、『日めくりッ　コンシャスプランカレンダー』『服部みれいの冷えとりスタイル１００連発ッ』（エムエム・ブックス）、『あたらしい自分になる本　SELF CLEANING BOOK』『自由な自分になる本　SELF CLEANING BOOK 2』（ちくま文庫）、『うつくしい自分になる本　SELF CLEANING BOOK 3』『わたしの中の自然に目覚めて生きるのです』（筑摩書房）、『あたらしい結婚日記』（大和書房）、『あたらしい食のＡＢＣ』（ＷＡＶＥ出版）、『服部みれい詩集　だからもう　はい、すきですという』（ナナロク社）ほか。服部みれい公式ＨＰ http://hattorimirei.com/

蓮村誠（はすむら・まこと）

東京慈恵会医科大学卒業、医学博士。医療法人社団邦友理至会理事長。マハリシ・アーユルヴェーダの診療、全国各地での講演活動、書籍執筆、テレビ出演、雑誌の連載などマハリシ・アーユルヴェーダの普及に努め、その後、現在は日本古来の伝承知識である「コトハ」を学び、真の健康を実現するための「コトハ今治ＰＶＰクリニック」（馬越町）を開業し、診療を行っている。著書に、『失うことは恐くない』（春秋社）、『毒を出す食　ためる食』（ＰＨＰ研究所）、『白湯　毒出し健康法』（ＰＨＰ文庫）、『「いのち」をはぐくむアーユルヴェーダ式　毒出し完全スープ』（大和書房）、『脳の疲れをとる本』（中央公論新社）など多数。２０１５年、ELLE ONLINE で道端ジェシカと対談連載。

本書は二〇一一年六月にマーブルトロンより刊行（中央公論新社より発売）された『オージャスのひみつ――こころとからだの生命エネルギーを増やしてなりたい自分になる方法』を改題して加筆したものです。

ちくま文庫

わたしが輝《かがや》くオージャスの秘密《ひみつ》
――黄金《おうごん》の生命《せいめい》エネルギーできれいになる元気《げんき》になる

二〇一五年三月　十　日　第一刷発行
二〇二四年五月三十日　第三刷発行

著　者　服部みれい（はっとり・みれい）
監修者　蓮村誠（はすむら・まこと）
発行者　喜入冬子
発行所　株式会社　筑摩書房
　東京都台東区蔵前二―五―三　〒一一一―八七五五
　電話番号　〇三―五六八七―二六〇一（代表）
装幀者　安野光雅
印刷所　三松堂印刷株式会社
製本所　三松堂印刷株式会社

ISBN978-4-480-43257-5　C0177